KB236386

병에 걸린 후 꼭 필요한 88가지 어드바이스

병에 걸린 후 꼭 필요한 88가지 어드바이스

질병에 관한 올바른 대처가 생명을 좌우한다

병에 걸린 후 꼭 필요한 88가지 어드바이스

모리모토 미사코 지음 / 신정현 옮김

오늘의 나는 어제의 내가 아니듯, 우리의 몸도 시시각각 계속해서 변하고 있다.

매 순간 심장은 고동치고 위는 음식물을 소화흡수하며 간은 알코올이나 약을 해독한다. 그러나 우리 몸이 기계가 아니듯, 이런 활동도 시시각각 조금씩 달라지고 있다. 오늘 건강하다고 해서 내일 다치지 않으리란 보장은 없으며, 질병이 생기거나 사고가 나지 않으리란 보장도 없다. 당신에게 만에 하나 이런 일들이 생긴다면, 당황하지 않고 적절한 의료기관을 찾을 수 있는가? 그리고 의사에게만 맡겨놓는 것이 아니라 자신이 납득할 만한 치료를 받고, 부작용이 생기지 않도록 약을 올바르게 복용할 수 있겠는가?

과거에는 의료행위라고 하면 무조건적으로 의사에게 맡기는 경향이 있었다. 의사는 질병이나 상처를 치료하는 데 전문가이므로, 의학적 지식이 없는 사람은 조용히 의사가 시키는 대로만 하면 된다고 생각했던 것이다. 심한 경우에는 자신의 병명조차 정확히 모르고 의사가 하라고 하니까 수술을 받은 사람도 있었다.

그러나 질병은 의사가 일방적으로 치료하는 것이 아니다. 오늘날 의료는 환자가 자신의 라이프스타일과 앞으로의 인생을 고려하여, 자신에게 맞는 의료행위를 이해하고 선택해 나가는 형태로 바뀌어가고 있다. 인폼드 콘센트(충분한 설명 후에 환자의 동의를 구하는 것), 세컨드 오피니언(2차 소견)과 같은 말들도 더 이상 낯설지 않게 되었다. 바야흐

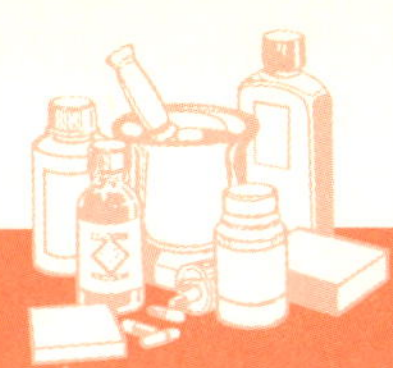

로 의사와 환자가 이인삼각(二人三脚)이 되어 질병과 싸워나가는 시대로 변하고 있는 것이다.

자신의 상태를 정확히 파악하지 못하면 나중에 낭패를 보게 된다. 만약 지진이나 홍수 등의 자연재해로 인해 하루 아침에 다니던 병원이 사라져버린다면 어떻게 되겠는가. 치료는 고사하고 약을 타지도 못하게 된 상황에서, 그제야 자신이 복용하는 약이 어떤 약인지도 모르고 있다는 사실을 깨닫고 당황하게 될 것이다. 이런 상황에 처하지 않기 위해서라도 자신의 몸은 스스로 책임진다는 의식을 갖는 것이 매우 중요하다.

이 책은 예상치 못한 질병에 걸리더라도 당황하지 않고 대처하기 위한 88가지 방법들을 정리한 것이다. 어떤 의료기관의 어느 진료과로 가면 좋을지, 의사에게는 어떤 식으로 자신의 증상을 전달할지 그리고 어떠한 치료방법을 선택해야 하며 약의 부작용을 피하는 방법은 없는지, 정기검진과 건강보험을 잘 활용하는 방법은 무엇인지 등 유용한 내용을 담았다.

건강한 삶을 사는 것은 우리 모두의 소망이다. 하지만 언제나 건강하고 활기찬 상태를 유지할 수는 없다. 누구나 한 번쯤은 병에 걸리게 되는 것이다. 이처럼 예상치 못한 질병과 마주하였을 때 쓸데없이 의기소침해 하거나 당황하지 않고 냉정하게 잘 대처해야만 현재의 병을 극복하는 것은 물론, 이후로도 건강한 삶을 누릴 수 있다. 건강할 때 미리 준비한다는 마음으로 이 책을 활용할 수 있길 바란다.

차례

1장 이럴 때는 어느 진료과로 가야 할까?

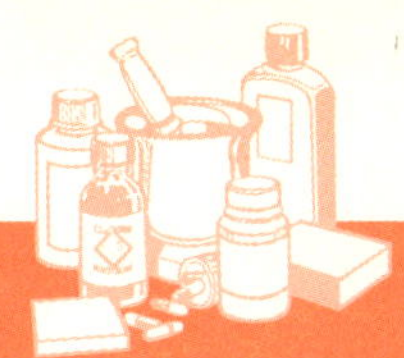

2장 현명한 병원 선택과 진료를 위한 준비

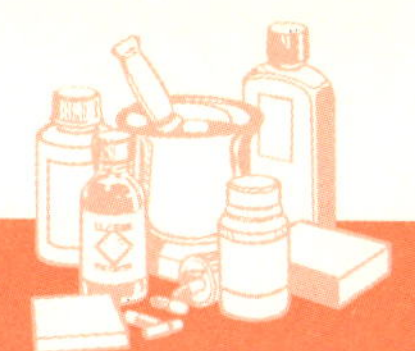

3장 입원이나 수술 시 유용한 병원상식

4장 약을 복용할 때 이것만큼은 알아두자

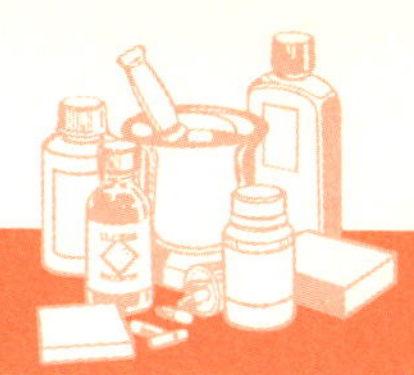

5장 정기검진으로 질병을 예방할 수 있다

6장 건강보험, 그것이 궁금하다

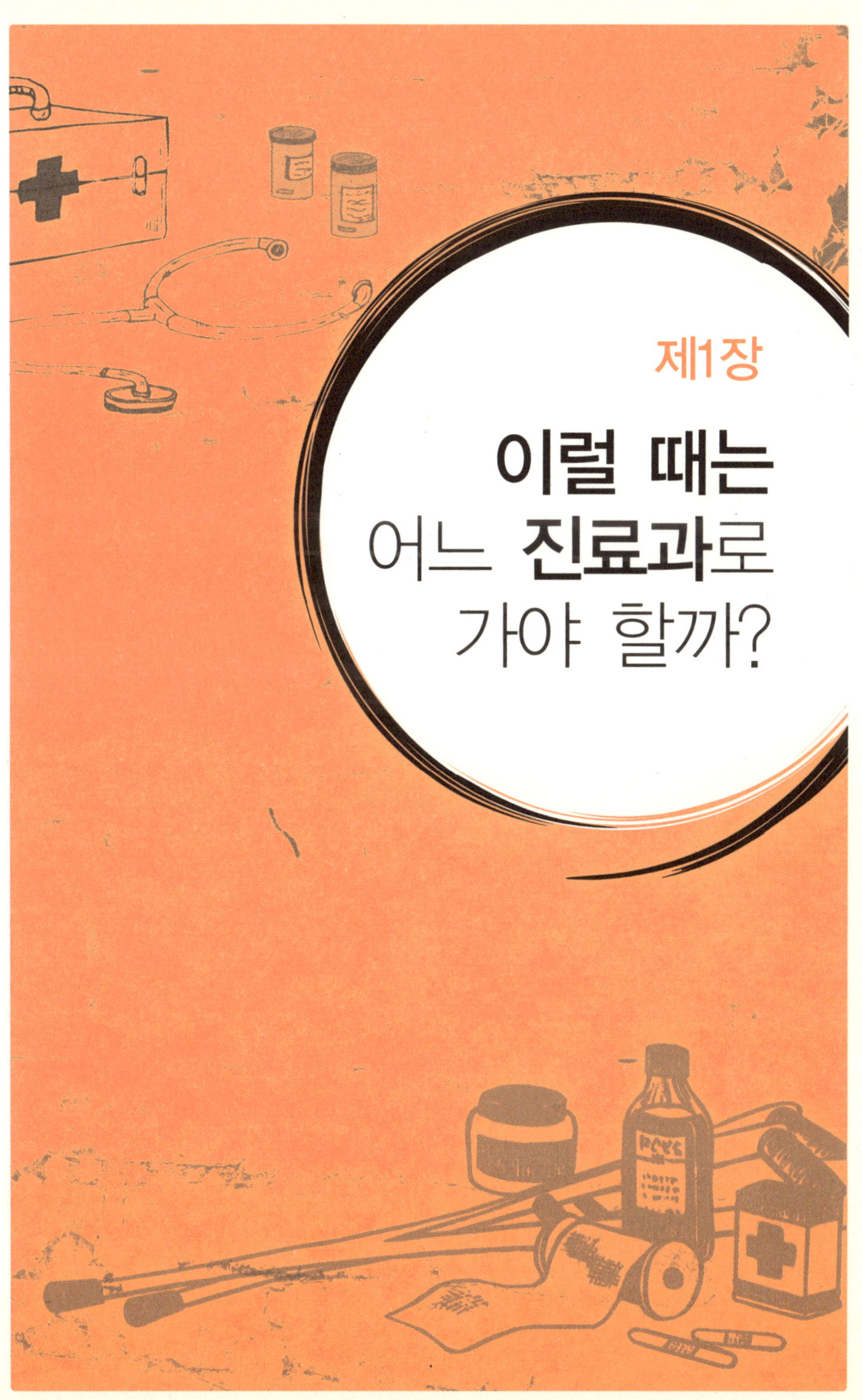

제1장
이럴 때는
어느 진료과로
가야 할까?

쉽게 피곤하고 나른해진다

건강한 사람도 이따금 심하게 나른해지는 경우가 있다. 원인으로는 숙취나 수면부족, 설사나 감기를 생각해볼 수 있으며 이외에도 과도한 업무나 불규칙한 식사 때문일 수도 있다. 고민이 있거나 정신적 충격을 겪은 경우에도 종종 나른한 증상이 나타난다.

몸이 나른해지면 먼저 원인이 무엇인지 분석해보는 것이 중요하다. 잠이 부족한 것이라면 충분히 잠을 자도록 하자. 과도한 업무로 인해 규칙적이지 못한 식사를 계속하고 있다면 일단 휴식을 취한 후 균형 잡힌 식사를 할 수 있도록 노력하자. 고민거리가 있다면 빨리 해결을 보는 것도 방법이다.

그런데 이런 여러 가지 조치 이후에도 나른함이 없어지지 않는 경우가 있다. 만약 예전에는 어렵지 않게 해왔던 일인데도 불구하고, 심하게 나른하고 피곤하다면 질병을 의심해보아야 한다. 피곤을 기분 탓으로만 생각하다가는 큰 병을 놓치게 될 수도 있다. 휴식을 취해도 피곤이 사라지지 않고 계속 노곤하다면 이는 몸이 SOS 신호를 보내는 것이다. 다음과 같은 경우에는 적절한 진료과를 찾아 진찰을 받아보도록 하자.

① 피곤과 나른함이 1개월 이상 계속된다.

② 이유 없이 몸이 야윈다.

③ 몸이 잘 붓는다.

④ 최근 들어 안색이 나빠진 것 같다.

⑤ 불면증이 계속된다.

⑥ 쉽게 침울해지고 불안함을 느낀다.

이런 경우에는 어떤 진료과를 찾아야 할까? 최근에는 진료과가 세분화된 병원도 많아졌기 때문에, 피곤이 무엇 때문에 생기는 것인지 알 수 없을 때는 어느 진료과에서 진찰을 받아야 할지 망설이게 된다.

이럴 때에는 우선 내과에서 진찰을 받도록 하자. 내과에서는 혈액검사나 소변검사, 혈압측정, 문진(問診)·청진(聽診)·시진(視診), 심전도측정 등을 통해 원인을 규명한다. 일반적으로 감기나 인플루엔자, 빈혈, 저혈압, 당뇨병, 간질환, 신장질환, 내분비질환(갑상선기능저하증 등), 결핵, 백혈병이나 암, 원인불명의 만성피로증후군 등이 예상된다. 원인을 파악하고 나면 각각의 전문 진료과에서 치료를 받게 될 것이다.

만약 내과검사에서 이상이 발견되지 않은 경우, 정신과 진찰을 권유 받게 되는 경우도 있다. 우울증이나 불안신경증 등의 정신질환에 의해서도 심한 나른함과 피곤기가 느껴질 수 있기 때문이다.

또한 수면무호흡증후군이나 불면증 등의 수면장애가 있는 경우에도 전문 진료과에서 진찰을 받을 필요가 있다. 최근에는 수면무호흡증후군을 전문적으로 치료하는 개인병원도 많이 생겼다. 이비인후과 질환이 원인인 경우는 이비인후과에서 치료를 받게 된다.

이유 없는 나른함과 피곤함으로 인해 진찰을 받는 경우, 자세한 증상들을 메모해 두었다가 의사에게 정확하게 전달하는 것이 중요하다. 이러한 정보는 질병의 유무나 종류를 판단하는 기준이 된다. 예상되는 증상들로는 다음과 같은 것들이 있다.

① 미열이 계속된다.

② 설사가 계속된다.

③ 기침이 나온다.

④ 숨이 차거나 가쁘다.

⑤ 목이 마르다.

⑥ 화장실을 자주 간다.

⑦ 일어설 때 현기증이 난다.

⑧ 통증이 있다.

이외에도 다른 증상이 있다면 생각날 때 적어두었다가 병원에 가지고 가도록 하자.

다이어트를 한 것도 아닌데 살이 빠진다

A씨(43세, 여성)는 매일 같이 고기를 먹고 술도 마시며 거의 움직이지 않는 생활을 하고 있었다. 이런 생활을 하면 살이 찌는 것이 당연할 텐데도 어찌된 일인지 체중계의 숫자는 자꾸 줄어드는 것이었다. 처음에 A씨는 '차나 커피를 많이 마셔서 유분이나 알코올이 몸밖으로 빠져나간 덕분이 아닌가' 하고 얼토당토않은 생각을 했다. 그러던 어느 날 우연히 A씨의 상태에 관해 들은 지인이 병원 검사를 권하였다.

"그런 생활을 하는데도 자꾸 살이 빠진다는 건 분명 이상이 있는 거에요. 저희 아버님도 비슷한 경우셨는데 결국 당뇨병 진단을 받으셨죠. 당뇨병에 걸려도 살이 빠지게 되니 병원에 가보세요."

지인의 말을 듣고 내심 불안해진 A씨는 바로 병원을 찾았고, 당뇨병 진단을 받았다. 병은 이미 상당히 진척된 상태였다.

다이어트를 하지도 않았는데 저절로 살이 빠진다면 마냥 기뻐해서는 안 된다. 질병 때문에 야위는 것일 수도 있기 때문이다. 다음과 같은 경우라면 몸의 이상으로 인해 살이 빠지고 있을 가능성이 크므로 질병유무를 의심해보아야 한다.

① 다이어트를 하지 않은 상태에서 6개월 이내에 10%가량 체중이
   감소된 경우
② 헛구역질, 설사, 황달, 기침이나 가래, 부종, 목마름, 부정출혈,
   미열 등의 증상이 있는 경우

이러한 증상이 있을 때는 어느 진료과에서 진찰을 받아야 할까? 당
뇨병일지 자궁암일지 또는 신장병일지 알 수 없는 상황에서는 일단
내과를 찾아보는 것이 좋다. 최근에는 건강의학센터를 설치하여 종
합적으로 내과진단을 내려주는 병원도 많이 생겼다. 먼저 내과에서
진찰을 받은 후 문진이나 검사를 통하여 치료방침을 세우고, 필요
한 경우 전문 진료과로 옮겨 치료를 받게 된다.
날씬해지고 싶은 생각에 갑자기 살이 빠지는 것을 기뻐해서는 안
된다. 아무 이유 없이 야윈다면 분명 어딘가 이상이 있는 것이다.
따라서 조속히 진찰을 받는 것이 중요하다.

배가 갑자기 심하게 아프다

급성복증(acute abdomen)이라는 병명을 들어본 적이 있는가? 이것은 배가 아파서 진찰을 받은 환자에게 붙여지는 임시 진단명이다. 어디까지나 임시이므로 이후의 검사소견이나 신체소견에 따라 원인을 규명하게 된다.

대부분의 경우, 배가 아프면 근처 내과병원부터 찾곤 한다. 그러나 배가 아프다고 해서 반드시 위나 장 등 복부에 있는 장기에 이상이 생긴 것이라고 장담할 수는 없다. 협심증이나 심근경색이 생겼을 때에도 복부 통증을 느끼는 경우가 있으며 결석이 요관(尿管)에 막혔을 때에도 복부에 통증이 생기기 때문이다. 이외에 자궁외임신이 열상(裂傷)을 일으켰을 때에도 마찬가지로 복부에 강한 통증을 느끼게 된다.

화장실에 다녀오거나 잠시 동안 쉬면 낫는 통증도 있지만, 개중에는 약을 복용해야지만 낫는 경우도 있다. 최악의 경우, 소화관에 구멍이 생겼거나 심근경색이 일어나 긴급한 수술이 필요할 가능성도 무시할 수 없다. 즉, 외과를 찾아야 할 수도 있는 것이다. 따라서 복통이 느껴질 때 1순위로 찾아야 할 곳은 분명 내과이지만, 상황에 따라서는 외과에서 진찰을 받아야 할 수도 있다.

그렇다면 어느 경우 내과를 찾아야 하고 어느 경우 외과를 찾아야 하는 걸까? 의학지식이 없는 사람이 판단하기는 어렵지만, 대체적인 기준은 존재한다. 그 기준이란 어느 부위가 아픈가, 복통 이외에 자각증상은 없는가, 어떤 자각증상인가에 관한 것이다.

우선은 복부의 어느 부분이 아픈지 찾아보아야 한다. 복부를 배꼽 윗부분, 양쪽 겨드랑이에서 옆구리 부분, 아랫배 부분 등 4등분해 생각해보자. 배꼽 위쪽이 아픈 경우에는 위장 이상, 협심증, 심근경색 등의 가능성이 있다. 옆구리 통증은 위, 췌장, 간 등의 이상이 의심되는데 드물게 대상포진(帶狀疱疹)으로 인한 피부 통증을 복통으로 느끼는 경우도 있다. 아랫배 통증은 충수염, 요관결석, 자궁외임신의 열상, 대장염 등이 의심된다. 만약 전체적인 부위에서 통증이 느껴진다면 장폐색일 위험성도 있다.

다음으로 점검해볼 것은 복통 이외의 자각증상이다. 주요 증상으로는 발열, 헛구역질, 설사, 변비, 혈변, 혈뇨, 부정출혈 등이 있다. 심근경색인 경우에는 치아, 등, 어깨 같은 곳의 통증이 동반되는 경우도 있으며 장폐색인 경우에는 변이 나오지 않게 된다. 자궁외임신 또한 가임기 여성이라면 가능성을 배제할 수 없다.

이런 점을 종합적으로 고려하였을 때 심근경색, 자궁외임신의 열상, 장폐색 등이 의심된다면 곧바로 구급차를 부르도록 하자. 심장 전문병원이나 외과로 가게 될 것이다. 복부 이외에도 어느 부위이건 간에 극심한 통증이 느껴진다면 바로 구급차를 불러야 한다.

스스로 병원을 찾아가서 진찰을 받을 수 있는 정도라면 자각증상

이나 지병(持病)을 감안하여 내과가 좋은지 외과가 좋은지를 판단
해야 한다. 앞에서 이야기한 것처럼 일반인은 이러한 판단을 하는
것이 어렵다. 내과 또는 외과에서 진찰을 받되, 산부인과나 피부
과, 비뇨기과의 질병 가능성도 있다는 것을 염두에 두는 것이 중요
하다.

열이 나고 한기가 느껴진다

건강한 상태에서 몸은 거의 일정한 체온을 유지한다. 때문에 발열은 건강상태를 알 수 있는 가장 간단한 방법이다. 몸에 이상이 있는지를 보여주는 바로미터라고도 할 수 있겠다.

먼저 체온에 관해 간단하게 알아보자. 인체는 음식물을 소화하거나 근육을 움직이는 등 여러 가지 활동을 하는데, 이처럼 식사나 운동 등을 하여 에너지가 생산되는 과정에서 열도 함께 생산된다. 이것이 체온이다.

앞서 말했듯이 건강한 상태에서 우리 몸은 항상 일정한 온도를 유지한다. 아무리 오랜 시간 격렬한 운동을 하여 많은 열이 생산되었다고 하더라도 체온이 급상승되지는 않는다. 땀을 흘려서 열을 발산하기 때문이다. 이것이 바로 항상 일정한 체온을 유지하는 비결로서, 이러한 반응은 뇌에 있는 체온조절 중추에 의해 주관된다.

그렇다면 감기에 걸렸을 때 열이 나는 것은 왜일까? 아직 원인이 명확하게 밝혀지지는 않았으나, 대강 다음과 같은 메커니즘이 아닐까 추측된다. 즉, 바이러스나 세균이 체내에 들어오면 면역기능을 담당하는 백혈구 등이 이러한 정보를 파악하며 일종의 발열물질이 만들어진다는 것이다. 이 발열물질이 뇌의 체온조절 중추에 전달되어 체내에서 이상이 발생했다는 신호가 뇌에 전해지면, 체온조절 중추는 체온을 높이라는 명령을 보낸다. 체온을 올려 바이러스나 세균의 증식을 막기 위해서이다. 이 명령으로 인해 혈관이나 근육이 수축되고 땀을 내는 활동이 약해지며 열이 높아지게 된다. 열이 나기 시작할 때 한기(寒氣)가 느껴지는 것은 근육을 수축시켜 빨리 열을 올리려고 하는 인체의 활동 때문이다.

이처럼 일반감기나 유행성독감에 의한 발열은 바이러스나 세균과 싸우기 위한 방어반응이다. 열이 나면 일단 열을 내리고 보자며 곧바로 해열제를 복용해버리기 쉬운데, 이것은 몸의 자연스러운 생리작용을 흐트러트리는 것이다. 해열제는 발열이 계속되어서 체력이 소모되거나 고통스러운 상태가 계속될 때만 사용해야 한다. 또한 반드시 의사의 지시에 따라 복용하는 것이 중요하다.

감기로 인한 발열의 경우에는 내과에서 진찰을 받도록 한다. 고령의 환자인 경우에는 폐렴이 생겨도 고열이 나지 않는 경우가 있으므로, 미열이라도 가볍게 여겨서는 안 된다. 노인이 평소보다 몸이 좋지 않거나 식욕이 없어지는 등의 변화가 있는 경우에는 빨리 내과에서 진찰을 받아야 한다. 이러한 감염증 이외에도 요로감염증, 교원병, 뇌염, 급성장염, 갑상선기능항진증, 열중증(熱中症) 등 열을 내는 질병은 많이 있다. 심한 스트레스나 불안 등의 정신적인 증상에 의해서 발열하는 경우도 있으므로 내과에서 이상이 발견되지 않은 경우에는 정신과 등에서 진찰을 받도록 하자.

미열이 계속된다

미열이란 일반적으로 안정된 상태에서 열을 쟀을 때, 37℃대의 열이 있는 것을 뜻한다. 즉, 평상시보다 체온이 조금 높은 상태인 것이다. 미열이라고 해도 모든 사람의 증상이 동일한 것은 아니다. 37℃대의 열이 있어도 업무나 가사일을 무리 없이 척척 해내는 사람이 있는가 하면, 36℃대인데 녹초가 돼버리는 사람도 있다.

미열이 있다고 해서 반드시 병이 생긴 것이라고는 볼 수 없다. 설사를 하거나 심하게 피곤할 때도 미열이 생길 수 있기 때문이다. 이러한 미열은 몸이 회복되고 피로가 풀리면 곧바로 사라지게 된다. 그러나 이런 상태가 1개월 이상 계속되고, 이외에도 이상증상이 느껴진다면 병원을 찾아야 한다. 주의해야 할 증상은 다음과 같다.

① 왠지 모르게 계속 나른하다.

② 기침이나 가래가 나온다.

③ 체온이 갑자기 낮아졌다.

④ 잠을 자면서 땀을 흘린다.

⑤ 관절이나 근육이 쑤시다.

⑥ 손발이 떨린다.

⑦ 목 언저리(갑상선)가 붓는다.

미열이 계속되는 질병으로 가장 많이 알려져 있는 것은 결핵이다. 결핵은 옛날에는 국민병이라고 할 정도로 발증하는 사람이 많은 질병이었지만, 항결핵약으로 인해 비약적으로 환자 수가 줄어들었다. 그러나 결핵이 완전히 없어진 것은 아니므로 결코 방심해서는 안 된다.

결핵균은 감염되더라도 발병되지 않은 채 몇십 년 동안 몸속에서 잠복하는 것이 가능하다. 결핵 발병자 중에 고령자가 많은 것은 체력이 쇠약해지면서 휴면하고 있던 체내의 결핵균이 증식하기 때문이다. 또한 최근에는 젊은 사람들의 감염도 늘고 있는데, 결핵균에 감염된 경험이 없어서 면역을 가지고 있지 않은 것이 원인으로 생각된다. 당뇨병, 인공투석을 받고 있는 사람, 항암제나 면역억제제 치료를 받고 있는 사람 등도 결핵에 감염되기 쉬우므로 주의가 필요하다.

미열과 함께 기침, 가래, 나른함, 식욕부진, 체중 감소, 혈담(血痰) 등의 자각증상이 있는 경우에는 내과에서 진찰을 받도록 한다. 결핵환자를 진료한 경험이 없는 의사도 많으므로, 진단 시 의문이 되는 경우에는 결핵일 가능성은 없는지 환자 측에서 먼저 결핵이라는 말을 꺼내보는 것도 중요하다.

이외에도 미열이 지속되는 경우 만성관절류머티즘, 암, 백혈병, 갑상선기능항진증 등을 의심할 수 있다. 이러한 질병을 조기발견하기 위해서는 미열이 있는지 여부를 정확하게 판단해야 한다. 이를 위해서는 자신의 평소 체온을 알아두는 것이 중요하다. 체온은 하루 동안에도 미묘하게 변화하므로 가능하면 매일 같은 시간에 자신의 평소 체온을 체크해두는 것이 좋다. 일반적으로 체온이 가장 낮아지는 시간은 눈 뜨기 전 이른 아침 4~6시이다. 기상과 함께 체온이 점차 올라가고 오후 2~5시경이 되면 최고조가 되었다가 저녁부터 내려가기 시작한다. 하루 동안 체온은 0.3~0.4℃ 사이에서 변화하는데, 건강한 사람이라면 최저와 최고의 차이가 1℃ 이상 나는 경우는 없다.

손발과 얼굴이 자주 붓는다

저녁에 집으로 돌아와 양말을 벗었는데, 발목에 뚜렷하게 나있는 고무줄 자국을 확인한 경험이 있을 것이다. 저녁이 되면 구두가 작게 느껴지는 것도 만인에게 공통되는 현상이다. 이것은 발의 모세혈관에 혈액이 모이고, 혈관 바깥으로 수분이 나오게 되어 생기는 부종이다. 이럴 때는 느긋하게 쉬거나 욕조에 들어가 혈액순환을 촉진시키거나 충분히 잠을 자면 다음날 아침 상쾌하게 일어날 수 있을 것이다.

부종의 원인은 다양하다. 수면 부족이나 단백질 섭취 부족으로 인해 다리가 붓는 경우도 있으며, 염분이나 수분을 과도하게 섭취하여 부종이 생기는 경우도 있다. 이러한 부종은 원인이 되는 생활습관을 개선하면 해소할 수 있을 것이다.

한편 자신에게 부종이 있는지 정확히 판단이 안 될 수도 있다. 이럴 때는 손가락으로 정강이(발목의 조금 윗부분)를 20~30초 정도 눌러보자. 손가락을 떼었을 때 자국이 남는다면 부종이 있다는 증거이다. 다음과 같은 경우에는 신장이나 심장, 간에서 위험신호를 보내고 있다는 증거일 수 있으므로 병원을 찾는 것이 좋다.

① 전체적으로 몸이 부은 상태가 며칠간 계속된다.
② 특히 정강이의 부종이 심하다.
③ 쉽게 숨이 찬다.
④ 소변이 잘 나오지 않는다.

물론 모두 그런 것은 아니지만, 아침에 일어났을 때 얼굴이 자주 붓는다면 신장병을 의심할 수 있다. 얼굴이나 목 주변이 붓고 찌뿌드드하고 무겁게 느껴지는 것은 전형적인 신장병 초기증상이다. 이것은 신장기능이 저하되어 수분이나 나트륨을 잘 배설하지 못하기 때문인데, 증상이 진행되면 다리에서 부종이 생기게 된다.

아침에는 아무렇지 않은데 오후부터 하반신이 자주 붓는다면 심장병을 의심할 수 있다. 심장기능이 저하되면 하반신의 혈액을 심장으로 되돌려 보내는 능력이 약해지기 때문이다. 동계(動悸)나 숨이 차는 증세가 동반되는 경우도 많다. 부종이 있으면 일반적으로 신장병을 의심하게 되는데, 이처럼 심장병으로 인한 부종도 있다는 것을 알아두는 것이 좋다. 또한 간경변과 같은 간기능장애, 갑상선기능 저하 등으로 인해서 부종이 생기는 경우도 있다. 다리부종과 함께 압박감이나 통증이 있는 경우에는 하지정맥류일 가능성도 무시할 수 없다.

부종이 의심되어 진찰을 받을 때에는 내과 또는 순환기내과를 우선적으로 선택한다. 소변이 잘 나오지 않을 정도로 명확한 자각증상이 있다면 비뇨기과를, 동계나 숨이 차는 증상이 있다면 심장전문병원을 찾아가는 방법도 있다. 다만 일반인은 판단하기 어려운 요

소들도 있으므로 우선은 내과를 찾아 진찰을 받고 신장기능이나 간
기능검사, 혈당치 측정, 소변검사, 심전도검사 등 모든 가능성을 상
정하여 검사를 받은 다음에 적절한 진료과로 가는 편이 가장 좋을
것이다. 하지정맥류일 경우에도 진단에 따라 외과에서 수술이 필요
할 수 있으므로 일단 내과에서 진찰을 받도록 한다.

아무리 물을 마셔도 목이 마르다

운동을 하고 땀을 흘리면 목이 마르게 된다. 사람의 몸의 60~70%가 수분이기 때문에 체내 수분량이 줄어들면 가벼운 탈수증상이 생기고 목이 마르게 된다. 이때 물을 마시면 목마른 증세가 해소되는데 이것은 체내의 수분량이 충분해졌다는 신호이기도 하다. 짠 음식을 많이 먹었을 때도 갈증을 느끼는데 이것은 식사나 음료로 인해서 과도해진 나트륨을 희석시키고자 하는 몸의 반응이다. 마찬가지로 물을 마시면 갈증은 가라앉게 된다.

그런데 땀을 많이 흘린 것도 아니고 짠 음식을 많이 먹은 것도 아닌데 아무리 물을 마셔도 목이 마르다고 느껴질 수 있다. 이런 날이 계속된다면, 아마도 대부분의 사람들은 당뇨병을 의심하게 될 것이다. 당뇨병도 초기에 목이 마른 증상이 나타나는 경우가 많고 입속 점막에 작열감이 느껴지는 경우도 있기 때문이다. 갈증이 나는 것 이외에도 화장실을 필요 이상으로 자주 가거나, 살이 빠지고 자주 허기지거나, 소변에 거품이 생기고 시큼하고 단 냄새가 난다면 내과에서 혈당치검사를 받아보도록 하자.

그러나 곧바로 당뇨전문병원을 찾을 필요는 없다. 함부로 판단하면 오히려 다른 질병의 위험성을 간과할 수도 있으므로 일단은 다양한 가능성을 하나씩 확인해보기 위해 내과에서 검사를 받도록 하자. 당뇨병 이외에도 나이가 들면서 침샘의 기능이 약해지거나, 침샘에 염증이 생기거나, 질병에 의해 타액(침)의 분비량이 줄어드는 것도 목이 마른 증상으로 나타날 수 있다. 왠지 모르게 입속 점막이 마르는 것 같은 느낌이 들거나, 혀가 따끔따끔하면서 아프거나, 혀가 꼬여서 말이 잘되지 않거나, 음식을 잘 씹을 수 없고 부드럽게 삼켜지지 않는 등의 증상이 있는 경우에는 내과가 아닌 이비인후과나 치과에서 진찰을 받는 것이 좋다.

자꾸 머리가 아프다

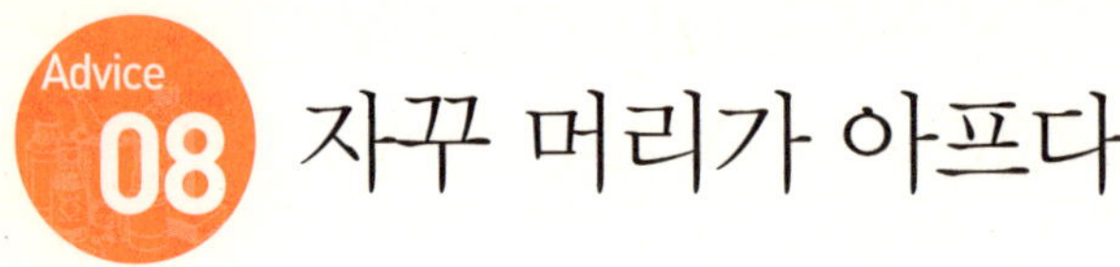

두통에도 여러 가지 종류가 있다. 대체로 뇌의 두꺼운 혈관이 확장되어 동맥벽이 늘어나서 생기는 두통(욱신거리는 통증이 동반된다), 무거운 머리를 지탱하느라 근육 등이 긴장되어 생기는 두통(멍하게 죄어오는 듯한 통증이 동반된다), 신경이 염증을 일으켜서 생기는 두통(따끔따끔하거나 욱신거리는 통증이 동반된다), 두개(頭蓋)의 내압이 항진되어서 생기는 두통(머리가 죄어지는 듯한 통증이 동반된다) 등으로 구분해볼 수 있다.

만약 일상적으로 생기는 일과성두통이라면 걱정하지 않아도 된다. 일과성두통은 잠시 쉬거나 편안히 잠을 자거나 진통제를 먹으면 가라앉는다. 숙취로 인한 두통도 시간이 지나면 언제 그랬느냐는 듯 낫게 된다. 그러나 이러한 두통이 상당히 빈번하게 반복된다면 내과를 찾아가 진찰을 받아보도록 하자. 만성두통일 가능성도 있기 때문이다.

이에 비해 염려되는 두통은 통증이 심하거나 오래 지속되는 두통이다. 다음과 같은 증상이 있다면 곧바로 진찰을 받도록 하자.

① 갑작스럽게 방망이에 얻어맞은 듯한 통증이 느껴지는 두통
② 헛구역질이나 구토를 동반하는 경우
③ 머리 전체 또는 후두부(뒷통수)가 심하게 아프고, 목덜미가 굳어
　져서 몸을 움직이면 통증이 느껴지는 경우
④ 두통과 함께 헛구역질이 일어나거나 손발이 저리거나 의식이 멍
　해지기도 하는 경우
⑤ 왠지 모르게 머리가 무겁거나 멍한 느낌의 두통이 있고 점차 악
　화되는 경우
⑥ 머리를 어딘가에 부딪친 후 1~2개월 후에 두통과 손발마비, 요
　실금이 생긴 경우

①과 ②의 증상이 나타난다면 지주막하출혈이 의심된다. 통증이 시
작된 순간을 확실하게 느낄 수 있는 것이 지주막하출혈 두통의 특
징이다. 통증이 생기고 나서 1시간 동안 어떻게 행동하느냐가 예후
를 결정하므로, 이러한 두통이 생겼을 때는 곧바로 구급차를 부르
도록 하자. 지주막하출혈을 일으키기 1시간 정도 전에 지금까지 경
험해보지 못한 격심한 두통이 덮치는 경우도 있으므로, 심한 두통
일 경우에는 곧바로 진찰을 받도록 한다.
한편 ③과 ④의 증상이 나타난다면 뇌출혈이 의심된다. ⑤의 증상
이 있다면 뇌종양의 가능성을 무시할 수 없으며, ⑥의 경우 만성경
막하혈종의 가능성을 생각해볼 수 있다. 이러한 증상들이 나타난다
면 신경외과나 신경내과를 찾도록 하자. 증상이 심한 경우에는 구
급차를 불러야 한다.
진찰을 받을 때는 의사에게 반드시 정확한 정보를 전달해야 한다.

언제, 어떤 식으로 시작되었고, 언제까지 계속되었는지, 어떤 때에 통증이 심해지는지, 어떤 느낌의 통증인지, 어느 부분이 아픈지, 두통 이외에 다른 자각증상이 있는지 등, 의사가 두통의 원인을 파악하기 위해 필요한 정보를 정확하게 전달할 수 있도록 정리해두자. 만약 의사가 설명을 잘 들어주지 않는다든지, 검사도 하지 않고 진통제를 처방하거나 약의 부작용을 설명하지 않아서 신뢰가 가지 않는다면 다른 의사에게서 진찰을 받도록 하자. 두통은 겉으로는 보이지 않는 증상인 만큼 의사의 경험이 매우 중요하기 때문이다.

현기증이 일어난다

현기증은 분명 일상적인 증상은 아니다. 때문에 현기증이 나면 어디가 심하게 아픈 건 아닐까 하고 걱정이 되곤 한다. B씨(여성, 42세) 또한 머리가 무겁고 현기증이 계속되자 뇌종양이나 뇌출혈은 아닐지 염려되어 내과를 찾았다. 그러나 진찰 결과, 갱년기장애가 원인인 것으로 밝혀졌다. 갱년기일 것이라는 생각은 추호도 못했던 탓에 벌써 갱년기라니 당황했지만, 중병은 아니라서 안심할 수 있었다고 한다.

한편 C씨(여성, 15세)는 갑자기 일어설 때면 항상 현기증이 났던 사례이다. 아침조례시간에 한참 서있다 보면 현기증이 나고 눈앞이 캄캄해져서 쓰러지는 경우도 종종 있었다. 이를 걱정한 부모님이 내과에서 진찰을 받게 하였는데, 기립성조절장애(기립성현기증)라는 진단을 받았다.

이처럼 현기증을 일으키는 원인은 다양하다. 현기증은 증상에 따라 크게 3가지 정도로 나누어 볼 수 있다. 첫 번째는 회전성현기증이다. 자기 자신이 빙글빙글 돌거나 주위나 천정이 돌아가는 것처럼 느껴지는 것을 말한다. 회전하지 않고 사물이 좌우로 흐르는 듯한 느낌이 드는 경우도 있다. 이것은 귓속에 있는 평형기관이나 뇌의 장애로 인해 생기는 현기증이다. 귀울림이나 난청을 동반하는 메니에르증후군, 갑자기 잘 들리지 않는 돌발성난청, 소뇌나 뇌간의 출혈 등으로 인해 생기는 경우도 많다. 이런 증상이 갑자기 생겼거나 장시간 계속될 때 또는 심할 때에는 소뇌의 출혈이나 경색일 가능성도 있으므로 곧바로 신경외과에서 진찰을 받도록 한다. 헛구역질이나 구토가 있더라도 일정한 자세로 가만히 있다 보면 현기증이 없어지는 경우, 신경외과나 신경내과 외래에서 진찰을 받아도 문제가 없을 것이다. 소뇌에 이상이 없다면 이비인후과에서 치료를 한다.

두 번째는 동요성현기증이다. 머리나 몸이 흔들거리는 것 같고 비틀거리는 듯한 느낌이 나거나 실제로 걸으면 휘청거리는 경우도 있다. 회전성현기증과 마찬가지로 평형기관의 장애로 인해 생기는 경우가 많은데, 걸을 때 휘청거리는 경우 소뇌의 장애가 의심되기도 한다. 내과나 신경내과에서 진찰을 받도록 하자.

세 번째는 부동성현기증이다. 마치 구름 위에 있는 것 같고, 배를 타고 있는 것처럼 몸이 붕 떠있는 듯한 느낌이 든다. 부동성현기증은 증상만으로는 질병인지 확실한 진단을 내릴 수 없는 경우가 많은데, 오래 지속된다면 신경외과에서 진찰을 받는 것이 좋다.

만약 현기증에 다음과 같은 증상이 동반되는 경우에는 뇌와 관련된 질병이 의심되므로 참고하자.

① 의식이 없어진다.

② 심한 두통이나 경련이 생긴다.

③ 사물이 겹쳐서 보인다.

④ 손발 끝이나 입술이 마비된다.

⑤ 얼굴 반쪽 또는 몸의 한 쪽 감각이 이상하다.

⑥ 손발에 힘이 들어가지 않는다.

⑦ 사물이 보이는 범위가 좁아진다.

⑧ 시야에 어두운 부분이 있다.

이상과 같은 증상이 있는 경우에는 곧바로 신경외과를 찾아 진찰을
받아야 한다.

혀가 잘 움직여지지 않는다

술에 취하면 혀 꼬인 소리를 하게 되는 경우가 있다. 잠을 잘 때나 매우 피곤할 때에도 혀가 잘 움직이지 않게 되며, 나이가 들면 젊을 때에 비해 발음이 정확하지 않게 된다. 그런데 이런 상황과 관계없이 갑자기 혀가 꼬이거나 잘 움직여지지 않는 경우도 있다. 이런 때는 뇌경색, 뇌출혈 등을 의심할 수 있다. 의식이 몽롱해져 있거나 눈이 엉뚱한 곳을 향하고 있거나, 손발의 움직임이 마음대로 되지 않는 경우에는 곧바로 구급차를 불러 응급실로 가야 한다. 일각을 다투는 시급한 상황일 수도 있기 때문이다.

만약 3~6개월 전부터 천천히 혀가 꼬이고 있는 듯한 느낌이 든다면 뇌종양이 의심된다. 1~2주 전에 감기에 걸린 후, 혀가 잘 움직이지 않게 된 경우에는 뇌염이 의심되며 이외에도 근무력증, 파킨슨병 등으로 인해 혀가 잘 움직이지 않게 되는 경우도 있다.

이렇게 천천히 생기는 증상의 경우에는 신경내과나 신경외과에서 진찰을 받는 것이 적절하다. 언제부터 어떠한 증상이 있으며 혀가 꼬이는 것 이외에 다른 증상은 없는지에 관해 미리 메모해두면 보다 정확한 진단을 받을 수 있을 것이다.

또한 혀가 꼬이면서 동시에 손발이 마비된다면 신경내과나 신경외과에서 진찰을 받는다. 갑자기 손발에 힘이 들어가지 않는다거나 움직일 수 없게 된 경우에는 응급실을 찾도록 하자. 저린 증상이 계속되거나 단발적으로 반복되는 경우에는 외래에서 진찰을 받는다.

저린 증상은 사람에 따라서 느끼는 정도와 아프다고 호소하는 정도가 다르므로 확실한 진단을 내리기가 어렵다. 아무런 자극이 없는데도 쿡쿡 쑤시는 느낌이나 찌릿찌릿한 느낌이 들고, 만지면 감각이 이상해지는 것 같다든지, 왠지 모르게 감각이 둔해진 듯한(거슬릴 정도로) 느낌이라든지 다양한 증상이 나타날 수 있다. 따라서 증상에 대하여 가능한 정확하게 표현하는 것이 중요하다.

속이 거북하며 쓰리다

위는 매우 수다스러운 장기이다. 아프거나 답답하고 쓰리고 체하는 등 다양한 증상을 호소한다. 그만큼 예민하다는 뜻도 될 것이다. 흔히 위가 거북하다고들 표현하는데, 정확히 이는 어떤 상태를 의미하는 것일까? 이와 관련해 일본 NHK방송에서는 학생 10명에게 만두를 배불리 먹게 한 후 '거북한 느낌이 든다' 는 4명의 위장을 내시경으로 검사하였다. 그랬더니 실제로 위액이 거의 분비되지 않은 것을 알 수 있었다고 한다. 이것은 위의 작용이 둔하고 소화되는 속도가 더디며 음식물이 오랫동안 위에 머물러 있다는 뜻이다. 이로 미루어보아 거북하다는 것은 음식물의 소화가 순조롭게 이루어지지 않은 상태라고 할 수 있겠다.

과식, 과음으로 인해서 일시적으로 소화기능이 저하되어 속이 거북한 것이라면 시중에 판매되는 소화제를 먹고 지켜보도록 하자. 평상시 소화가 잘되는 음식을 규칙적으로 먹고, 폭음과 폭식을 삼가야 하는 것은 당연하다. 만약 이런 조치에도 불구하고 거북한 상태가 계속된다면 내과(소화기내과)에서 진찰을 받아야 한다. 위·십이지장궤양, 위암, 간기능장애, 만성췌장염, 스트레스로 인한 신경성위염인 경우에도 위가 거북한 느낌이 들 수 있기 때문이다.

종종 식사를 할 때 속이 쓰리다고 하는 사람들도 있다. 속이 쓰린 것은 속이 거북한 것과는 반대로 위액이 과도하게 분비되었을 때 생기는 문제이다. 위액의 산성도는 pH 1~1.4로 장아찌류 식품의 약 100배에 상당한다. 이처럼 산성도가 강한 위액이 과도하게 분비되면 위액이 식도까지 올라와 식도벽을 헐게 만들고, 그 결과 식도 부분에서 따끔따끔한 통증을 느끼게 되는 것이다.

다음과 같은 증상일 때는 반드시 소화기내과를 찾아야 한다.

① 속이 쓰리면서 시큼한 트림이 자주 나오고, 공복일 때 명치에 통증이 느껴진다.

② 항상 위 팽만감과 속쓰림이 있으며 트림이 잘 나온다.

③ 식욕이 없으며 헛구역질이 계속된다.

④ 속쓰림과 함께 쓴맛이 나는 트림이 나온다.

⑤ 명치에서 오른쪽 상복부와 오른쪽 등 쪽으로 통증이 있으며 황달도 있다.

①과 같은 증상이 있을 경우 위·십이지장궤양을 의심할 수 있다. ②와 ③의 증상이 있다면 위암일 가능성도 있으므로 반드시 검사를 받는다. ④와 ⑤의 경우에는 담석증, 담낭염일 우려가 있다. 이러한 증상이 오랫동안 계속되거나 증상이 심할 때는 곧바로 소화기내과에서 진찰을 받는 것이 중요하다.

진찰을 받을 때는 언제부터, 어느 부위에, 어떤 증상이 있으며, 이외에도 신경 쓰이는 증상이 있는지 등을 의사에게 정확히 전달해야 한다. 문진 후에 의사가 필요하다고 판단하는 경우에는 위 내시경 검사를 하게 될 것이다. 위가 아닌 다른 장기로 인해서 생긴 증상일 수도 있으므로 간기능검사나 복부의 초음파검사 등도 할 수 있다. 복부 초음파검사를 하는 것은 복부 장기의 종양 여부를 조사하기 위해서이다. 종양이 위를 압박하여 이로 인해 속이 거북하거나 부 대끼는 것 같은 느낌이 들 수 있기 때문이다.

혈변이나 혈뇨가 나온다

대변에 피가 섞여 나오는데 놀라지 않을 사람은 없을 것이다. 단순한 치질일 수도 있지만 중대한 질병일 가능성도 있으므로 반드시 병원을 찾아야 한다.

혈변에는 여러 가지 종류가 있으며 원인 또한 다양하다. 첫째, 배변 후에 선명한 색의 피가 똑똑 떨어지거나 화장지에 묻는다면 치질일 가능성이 높다. 그러나 직장출혈의 가능성을 완전히 배제할 수는 없으므로, 함부로 상태의 경중을 단정 짓는 것은 위험하다. 치질이 있으며 동시에 직장에 질병이 있는 경우도 생각할 수 있다. 진찰을 받으려면 외과나 대장항문과가 가장 적절하다. 치질이라고 단정 짓고 치질전문병원으로 가는 것은 신중하게 생각해볼 일이다.

둘째, 변 주위에 혈이 붙어있는 경우라면 직장보다 더 깊은 곳인 대장에서 문제가 생겼다는 신호이다. 설사나 복통, 열이 동반된다면 대장염일 가능성이 높은데 이러한 증상이 거의 없는 경우에는 대장암이나 대장폴립을 의심할 수 있다.

셋째, 딸기잼 같은 변이 나온다면 궤양성대장염일 가능성이 높다. 이외에도 설사에 피가 섞이거나 혈액만 나오는 듯한 경우도 있다.

혈변이 계속되거나 다른 자각증상이 있는 경우에는 대장 정밀검사를 받아 보는 것이 좋다. 외과, 소화기내과, 위장과, 대장항문과 등에서는 직장검진, 항문경, 직장경 등을 하는데 의사가 필요하다고 판단하는 경우에는 대장 내시경검사도 받게 된다.

대장 내시경검사는 내시경검사 중에서도 어려운 부류에 속한다. 설사약을 먹고 장을 비워낸 후에 가느다란 내시경을 장 속으로 넣는다. 검사가 매우 힘들뿐더러, 내시경을 하지 않고는 적절한 검사를 할 수 없는 경우도 있으므로 내시경검사를 받을 경우에는 적어도 만여 건 이상 내시경 실시경험이 있는 의사인지 확인하는 것이 중요하다. 경험이 풍부한 의사라면 통증이나 고생을 덜 수 있을 것이다.

한편 혈뇨란 소변에 정상치를 넘는 적혈구가 섞여있는 상태를 말한다. 1리터의 소변에 1밀리리터 이상의 혈액이 포함되어 있으면 전문가가 아니더라도 혈뇨라는 것을 알 수 있다. 혈뇨가 생기는 대부분의 원인은 비뇨기질환 때문인데 신장질환이 원인인 경우도 있다. 방광염, 요도염, 요로결석, 방광암, 사구체신염 등이 의심되며 비뇨기과, 신장내과 등에서 진찰을 받아야 한다.

의사에게는 언제부터, 어느 정도의 혈뇨가, 배뇨 중에 어느 단계에서 나오는지 자세하게 설명하고 다른 자각증상에 대해서도 정확하게 전달하도록 한다. 가능한 미리 메모해두는 것이 좋다. 신장질환인 경우에는 그간의 병력이나 가족력도 진단하는데 도움이 되므로 지금까지 신장병에 걸린 적이 있는지, 가족 중에 신장병인 사람이 있는지도 대답할 수 있도록 준비하자.

가슴 부위에
통증이 느껴진다

해외출장이 잦은 C씨(50세, 남성)는 미국에서 돌아오던 중 공항에서 쓰러졌다. 비행기 좌석에서 일어나 100미터 정도 걸었을 때였다. 가슴 통증을 호소하며 호흡곤란을 일으켜 곧바로 공항 병원으로 옮겨졌는데 진단명은 폐색전증, 이른바 이코노미클래스증후군이었다.

독자 여러분도 한번쯤 이코노미클래스증후군에 관해 들어본 적이 있을 것이다. 오랫동안 같은 자리에 앉아있다 보면 허벅지 속의 두꺼운 정맥에 응혈(凝血, 혈 덩어리)이 생기게 된다. 그 상태에서 일어나 움직이면 응혈이 혈액을 타고 폐로 이동하여 폐의 동맥을 막을 수 있다. 이렇게 해서 일어나는 증상이 바로 이코노미클래스증후군이다. 이코노미클래스의 좁은 좌석에서 같은 자세로 오래 앉아있을 때 발생하기 쉬우므로 이런 이름이 붙여지게 된 것인데, 붐비는 차 속에서 내릴 때나 미용실 의자에서 일어서자마자 생기는 경우도 있다. 빨리 혈전(血栓)을 녹이기 위한 치료가 필요하므로 가능하면 ICU(집중치료실)를 갖춘 병원으로 운송하는 것이 중요하다.

대부분의 가슴 통증은 긴급 치료를 요한다. 갑작스럽게 통증이 생기거나 통증 정도가 심하거나 통증이 오래 지속되고 급격하게 통증이 심해지는 등의 증상이 있다면 중증으로 생각할 수 있다. 심근경색일 가능성도 있으므로 곧바로 구급차를 부르도록 하고, 심장장애라고 생각될 때에는 가능한 CCU(관상동맥질환 집중치료실)를 갖춘 전문병원으로 가도록 하자. 상황을 정확하게 전달하면 구급대원이 판단해줄 것이다.

긴급하지는 않다고 생각되는 경우에는 내과에서 진찰을 받도록 한다. 가슴이 아프고 눌리는 것 같은 느낌이 들며 고통스러운 증상이 있다면 심장이나 폐뿐만이 아니라 식도, 근육, 피부 등 가슴과 관련이 있는 모든 장기의 이상을 고려해봐야 한다. 일단 내과에서 통증의 원인을 파악한 후, 늑골의 골절로 인한 경우라면 외과를 찾고 대상포진이라면 피부과에 가도록 한다.

가슴에 통증이 생기는 주요 질병과 증상에 관해 알아보자.

① 폐암 : 암 조직이 폐나 기관지에만 있는 경우에는 가슴에 통증이 생기지 않는다. 가슴 벽이나 늑골에 전이되면 몇 주 동안이나 계속되는 통증을 느끼게 된다. 호흡기내과에서 진찰을 받는다.

② 협심증 : 갑자기 가슴이 조여드는 듯한 통증이 느껴진다. 종종 왼쪽 어깨, 턱이 아픈 경우도 있다. 보통은 10분 이내에 통증이 없어진다. 내과나 호흡기내과에서 진찰을 받는다.

③ 심근경색 : 갑자기 가슴의 가운데 아래쪽에서 심한 통증이 느껴지는데, 협심증과 달리 통증이 없어지지 않고 지속된다. 반드시 구급차를 불러 심장전문병원으로 가도록 한다.

④ 기흉 : 갑작스럽게 통증이 생기고 호흡곤란을 일으킨다. 내과에

서 진찰을 받는다.

⑤ 근육통 : 심한 기침이 계속되면서 가슴 근육통이 생길 수 있다. 기침이 없어지면 통증도 급속하게 가라앉는다. 내과를 찾거나 잠시 동안 모습을 지켜보도록 하자.

⑥ 폐렴 : 평범한 감기증상 이외에 가슴 통증이 동반된다. 내과에서 진찰을 받는다.

가슴이 심하게 두근거린다

많은 사람들 앞에서 인사를 해야 하거나 면접시험을 볼 때 가슴이 두근거리는 것을 느껴본 적이 있을 것이다. 그러나 대부분의 경우, 그 상황이 끝나고 나면 안도의 한숨을 내쉬고 아무 일도 없었던 것처럼 동계(動悸, 심장고동이 심하여 가슴이 울렁거리는 증상)도 없어지게 된다. 이것은 정신적인 긴장으로 동계증상이 일시적으로 발생했기 때문이다.

이러한 일련의 움직임에 관련되는 것이 자율신경이다. 자율신경에는 교감신경과 부교감신경이 있는데 이 2가지는 정반대 작용을 한다. 흥분하거나 긴장하거나 운동을 하고 있을 때는 교감신경이 자동차의 액셀 역할을 하여 심장의 활동을 높인다. 그리고 편안해지거나 몸이 휴식을 취하고 있을 때는 부교감신경이 브레이크 역할을 하여 심장의 활동이 차분해진다. 심장은 근육으로 되어 있지만 팔다리 근육들처럼 자신의 의사로 움직일 수는 없다. 신경을 통해 사령탑(동방결절)의 지시를 받기 때문이다. 그러나 이 사령탑이 적절한 지시를 내리지 않거나 사령탑 이외의 부분에 이상이 생기면 심신의 상태와는 상관없이 심장의 움직임에 이상이 나타나게 된다. 옷 위로도 심장의 움직임이 느껴질 정도로 두근거리거나, 맥박이 이상하게 빨라지고 심하게 뛰거나 하면 이런 증상 자체가 마음을 불안하게 만들면서 동계가 더욱 격심해지게 된다. 그렇다면 이럴 때는 어떻게 대처해야 할까?

일반적으로 맥박수가 130회(1분 동안)를 넘지 않으며 다시 천천히 가라앉는다면 위독한 병은 아닌 것으로 판단할 수 있다. 아마도 심장에 지령을 보내는 사령탑의 오동작 때문에 일어난 일일 것이다. 그러나 심장과 관련되는 것인 만큼 이러한 증상들이 반복해 발생하면 내과에서 검사를 받아보는 것이 좋다. 만일 가까운 곳에 순환기과, 순환기내과, 심장내과 등의 병원이 있다면 진찰을 받도록 하자. 이에 비해 1분 동안의 맥박수가 140회를 넘어섰다가 갑자기 정상적으로 되돌아온다면 이는 어딘가에 병적인 이상이 있다는 증거이다. 또한 몇 초 동안 맥박이 멈추고 머리가 이따금 어질해지며 눈앞이 새카매지는 상태가 생기는 경우에도 역시 질병이 있는 것으로 생각된다. 곧바로 앞에서 언급한 진료과를 찾아 진찰을 받는 것이 좋다.

심장검사는 대부분이 외래에서 이루어진다. 주요 검사는 심전도나 X선검사, 초음파검사 등이다. 의사가 필요하다고 판단하는 경우에는 입원하여 24시간 동안 심전도를 계속해서 기록하는 경우도 있다(이를 홀터심전도검사라고 한다).

심장 이상을 조기에 발견하기 위해서는 자신의 맥박상태를 알아두는 것이 중요하므로, 평상시에 맥박을 재보는 것이 좋다.

손발이 마음대로
움직여지지 않는다

손발(팔다리)이 움직이지 않는 증상의 원인으로는 신경 이상, 뇌나 척수 이상, 정신적인 영향 등을 생각할 수 있다. 만약 손발의 운동에 이상이 느껴지면 곧바로 정형외과, 신경내과, 정신과 등을 찾아 진료를 받아야 한다.

의식이 몽롱해지며 손발이 움직이지 않는다면 이는 긴급을 요하는 상태이므로, 곧장 구급차를 부르도록 한다. 이상이 있는 부위가 손이나 발에 한정되고 의식에 전혀 문제가 없을 경우에는 신경에 문제가 있을 수 있으므로 정형외과에서 진찰을 받고, 이상이 없다고 하면 신경내과나 정신과에서 진찰을 받는 편이 좋을 것이다.

손발이 움직이지 않는데 무슨 정신과라며 의아해할지도 모르겠다. 그러나 고민이나 심리적 갈등이 있으면, 자신이 원치 않는 상황에서 도피하려고 하는 심리가 작용한다. 이로 인해 이른바 히스테리(심인성장애)의 한 증상으로 손발이 움직여지지 않는 증상이 나타나는 것이다. 신경이나 뇌에 이상이 없고 심리적인 문제를 가지고 있는 경우에는 망설이지 말고 정신과에서 진찰을 받도록 하자.

한편 손발의 움직임에는 이상이 없는데, 무슨 까닭인지 걸을 때 평평한 곳에서도 잘 넘어지는 사람이 있다. 이런 경우에도 의료기관에서 진찰을 받아보는 것이 좋을 것이다. 다음의 증상이 나타난다면 신경이나 근육계통의 질병일 가능성이 높으므로 주의해야 한다.
① 계단이 아닌 곳에서도 잘 넘어지거나 비틀거린다.
② 똑바로 걷기가 힘들다.
③ 일어났을 때 첫걸음을 내딛기가 어렵다.
④ 보폭이 극단적으로 좁아졌다.

이런 보행곤란을 일으키는 대표적인 질환으로는 대뇌나 소뇌의 장애, 진행성근디스트로피, 근위축증, 파킨슨병 등이 있다. 따라서 가장 먼저 신경내과를 찾아 진찰을 받도록 하자. 신경이나 근육에 이상이 없다면 고관절이나 무릎관절 등의 운동기관이 변형되어도 보행이 곤란해질 수 있으므로 정형외과에서 진찰을 받는다.
한편 손이나 발에 심한 통증이 있는 경우, 다양한 원인을 생각할 수 있다. 이러한 통증이 1개월 이상 지속되고 부기나 열을 동반하는 경우에는 만성관절류머티즘, 통풍성관절염, 방아쇠수지(손가락을 구부리거나 펼 때 이질감을 느끼는 증상) 등이 의심되므로 정형외과를 찾도록 하자. 이외에 과도한 운동으로 인한 통증이라면 스포츠 정형외과에서 전문의의 진찰을 받을 수 있다.

맛이 느껴지지 않는다

D씨(45세, 여성)는 언제부턴가 과자를 먹어도 단맛을 느끼지 못하게 되었다. 한동안은 과자의 맛이 변한 것인가 생각했었지만 가족들이 그녀가 만든 음식 맛이 이상하다며, 하나 같이 너무 달고 짜다는 말을 듣고 나서는 불안해지게 되었다. 한번 병원에 가보는 것이 좋겠다는 말까지 듣고 나서는 내과로 가야 할지 아니면 치과나 이비인후과로 가야 할지 망설이게 되었다고 한다.

D씨처럼 미각에 이상이 있다고 여겨질 때는 어느 진료과로 가야 할까? 대학병원이나 종합병원의 이비인후과나 치과에는 미각 외래라고 하는 특수 외래가 설치되어 있는 곳도 있는데, 실제로 아직 개설되어 있는 곳은 드물다. 따라서 대부분의 경우 가까운 곳에 있는 이비인후과, 치과, 구강외과 등을 찾으면 된다. 이러한 진료과에서도 다양한 검사를 하여 미각 이상의 원인을 규명하고 치료를 할 수 있다.

미각에 이상이 생겨서 병원을 방문하면 먼저 입속이나 코를 시진(눈으로 보고 진료하는 것)하게 된다. 두껍게 달라붙어 있는 설태,

종양, 치조농루, 구내염, 코막힘 등 눈으로 보고 알 수 있는 범위에서 이상이 발견되면 치료를 받는다. 글리세린 테스트를 하는 경우도 있는데, 이 테스트는 단 액체를 면봉에 묻혀서 혀에 대고 단맛을 느낄 수 있는지 여부를 조사하는 것이다. 단맛, 신맛, 짠맛 등의 맛이 스며들어 있는 여과지로 혀의 감각을 체크하는 방법도 사용된다. 전류를 사용하여 혀의 감각을 조사하기도 하며 타액(침)이나 혈액검사도 이루어진다.

이러한 진찰을 받을 때에는 복용 중인 약, 흡연이나 음주습관, 현재 치료 중인 질병 등을 정확하게 이야기하는 것이 중요하다. 약에 따라서는 미각의 이상을 일으키는 부작용을 가지고 있는 것도 있으며 과도한 흡연이나 음주, 당뇨병, 갑상선이나 부갑상선 등의 호르몬과 관련된 질병, 위나 간 및 신장 등의 장애, 빈혈, 머리의 상처, 임신, 우울증 등으로 인해 이상이 생기는 경우도 있기 때문이다.

과거에 미각 이상은 고령자에게 많은 질병이었지만, 최근에는 젊은이나 여성들 사이에서도 급증하고 있다. 가공식품이나 인스턴트식품에 사용되는 식품첨가물 중에는 정상적인 미각을 유지하기 위해 필요불가결한 아연의 흡수를 저해 또는 체내에서 배출시켜 버리는 것도 있다. 이러한 식생활이 젊은이나 여성의 미각에 이상을 일으키는 것으로 생각된다.

비록 생명에 지장을 주는 질병은 아니지만 본인에게 있어서는 심각한 장애이다. 음식의 맛을 잘 느끼지 못하면 식욕도 떨어지고 다른 질병을 유발하는 계기가 될 수도 있다. 특히 혼자 살고 있는 경우에는 미각에 이상이 있다는 것을 알아차리기 어려우므로 주의가 필요하다.

심하게 코를 골고
푹 자지 못한다

남성의 20%, 여성의 5% 정도는 수면 중 심하게 코를 곤다고 한다. 그리고 이 중에서 10%가 수면무호흡증후군인 것으로 추정되고 있다. 침실을 함께 쓰는 사람에게 코 고는 소리는 대단히 성가신 일이 아닐 수 없다. 하지만 코골이는 단순한 소음의 문제에 그치지 않는다. 수면 중에 호흡이 멈춰지는 수면무호흡증후군을 부를 수도 있기 때문이다. 이런 수면무호흡증후군은 장기적으로 생명에 영향을 끼칠 수도 있는 것이다.

일반적인 코골이는 규칙적으로 반복되는데 수면무호흡증후군인 경우에는 평균적으로 30초, 길면 2분 이상 호흡이 멈춰졌다가 헐떡이는 듯한 격심한 호흡 또는 코골이로 호흡이 다시 시작된다. 의학적으로는 10초 이상의 호흡정지가 1시간에 5회 이상 발생하는 것을 수면무호흡증후군이라고 부른다.

호흡이 정지된다고 해서 바로 질식하게 되는 것은 아니다. 그러나 무호흡상태에서는 무의식적으로 자신의 몸을 보호하기 위해 하룻밤에도 몇 십 회나 각성을 하게 된다. 때문에 아무리 잠을 자더라도 숙면을 취한 느낌이 없는 것이 특징이다. 그래서 아침에 일어나면 머리가 무겁게 느껴지거나 계속 꾸벅꾸벅 졸고 업무에 집중력이 떨어지는 등의 증상이 나타나는 경우가 많다.

수면무호흡증후군을 발견하는 사람은 대개 함께 잠을 자는 가족이다. E씨의 경우에도 부인이 먼저 이를 알아차렸다. "순간 죽은 게 아닌가 싶어서 어깨를 흔들었더니 엄청난 소리로 코를 골면서 숨을 쉬더라고요. 하룻밤에도 몇 번씩 그러는데 불안해 죽겠어요. 병원에 좀 가봐요."라는 부인의 말을 듣고, 가까운 곳에 있는 병원에 상담을 하러 갔더니 의사가 코골이 외래라는 진료과를 소개해주며 다음과 같이 말했다고 한다.

"무호흡이 계속되면 산소결핍상태가 되어 심장이나 혈관계에 부담을 주게 되고 고혈압, 뇌졸중, 심근경색 등에 걸리기 쉽게 됩니다. 1시간에 20회 이상 무호흡이 발생하는 경우, 5년 동안 방치하면 10% 이상의 사람에게 이러한 합병증이 생긴다고 합니다. 최근 조사에서는 고혈압과의 연관성에 대해서도 밝혀졌습니다. 게다가 차 운전까지 하고 계시니, 졸음운전을 할 위험도 다른 사람들보다 2배 이상 높습니다. 치료를 하는 편이 좋겠습니다."

최근에는 대학병원이나 종합병원에도 코골이 외래, 수면무호흡 외래 등이 많이 설치되고 있다. 이러한 외래가 근처 병원에 없다면 이비인후과, 호흡기내과, 치과, 구강외과 등을 찾도록 하자. 수면 시에 호흡이 어떤 상태인지 정확하게 진단하기 위해 병원에서 1박을 하면서 수면 폴리그래프검사를 받아야 할지도 모른다. 다소 귀찮을 수도 있겠지만 이런 검사를 받으면 다양한 정보를 얻을 수 있으며 이후의 치료 계획도 원활하게 진행할 수 있다. 코골이가 심한 경우라면 단순히 잠버릇으로 치부해 버리지 말고, 반드시 진찰을 받는 것이 좋겠다.

몸이 간지러워서
계속 긁게 된다

가려움증을 동반하는 피부질환은 무려 100종류 이상이라고 한다. 습진, 아토피성 피부염, 두드러기, 개선증(옴), 무좀, 옻오름, 벌레에 물린 것 등 일상적인 가려움 증상들 외에 간질환이나 당뇨병 등으로 인해서 가려움을 느끼게 되는 경우도 있다. 또한 원인 모를 피부소양증(가려움증)이라는 질병도 존재한다.

가려운 증상을 어느 정도 참을 수 있을 것 같다면 잠시 경과를 지켜보도록 하자. 시판되는 약을 바르고 상태를 지켜보는 방법도 있다. 그러나 다음과 같은 증상이 있다면 진찰을 받아야 한다.

① 가려운 부분이 점차 퍼져 나간다.

② 밤에도 잠을 이룰 수 없을 정도로 가려움이 심하다.

③ 발진이나 권태감 등의 증상이 몸 전체에서 나타난다.

④ 가려움이 장기간 계속되거나, 좋아진 것 같다가도 재발을 반복한다.

우선은 피부과에서 진찰을 받아보자. 만약 피부 자체에 이상이 없다고 판단되면 내과질환을 의심해봐야 한다. 어린 아이인 경우, 증상이 몸 전체에서 나타났다면 피부과가 아닌 소아과를 찾아가는 편이 낫다. 소아과 의사가 소아 특유의 질병에 관한 지식이 훨씬 많기 때문이다.

한편 가려움이나 피부 통증은 없지만, 흩어져 나가듯 조금씩 발진이 생기는 경우도 있다. 또한 피부색이 변화거나 사마귀가 커지게 되는 경우도 있는데 이런 경우 가장 주의해야 하는 것이 피부암이다.

피부암은 강한 자외선에 노출되는 생활을 오랫동안 계속하거나, 피부 일부분이 지속적으로 스치게 되거나 자극을 받다 보면 유발된다. 피부가 어딘가 모르게 예전과 달라졌거나 사마귀가 점차 커진 것 같은 느낌이 들 때는 혼자서 판단하거나 약을 바르지 말고 피부과를 찾도록 하자. 바늘로 찌르거나 면도칼로 자르는 등 함부로 손을 대는 일은 절대 금물이다.

몸이 축 처지고 무기력하다

F씨(53세, 남성)는 자타공인 유능한 비즈니스맨이었다. 동기들 중에서 가장 출세가 빠르고 장래가 촉망되어 임원 후보로까지 낙점될 정도였다. 부지런하고 꼼꼼한 성격에 뭘 해도 적당히 하는 일 없이 열심히 일하던 그에게 작은 변화가 생긴 것은 몇 달 전부터였다. 회사 내에서도 멋쟁이로 통하던 그가 며칠째 똑같은 넥타이를 매고 오는가 하면, 심지어는 회의 중에 꾸벅꾸벅 조는 일까지 생겼던 것이다. 직원들 사이에서는 F씨가 조금 이상해졌다는 소문이 돌기 시작했고, 그 무렵 F씨의 부인에게서 걸려온 전화로 인해 그가 우울증이라는 사실이 알려지게 되었다.

우울증은 마음의 감기라고 한다. 대체적으로 F씨 같이 꼼꼼하고 완벽주의적인 성격을 가진 사람, 타인을 너무 배려하는 사람, 자기부정적인 사고를 가진 사람, 비관적인 생각을 가진 사람, 어수룩할 정도로 착한 사람들이 특히 우울증에 걸리기 쉽다고 한다.

심리적인 이유로 인해 나타나는 우울증 증상으로는 오전에 침울함, 집중력 저하, 주의산만, 피로감, 무기력, 결단력 저하, 자신감 상실,

자살에 대한 생각 등이 있다. 우울증이라고 하면 심리적으로 나타나는 증상만 생각하는 경향이 있는데 신체적으로도 권태감, 식욕부진, 불면, 아침 일찍 눈이 떠지거나 두통, 몸의 통증, 설사나 변비, 성욕 감퇴 등의 증상이 나타나는 경우도 많다.

우울증에 걸리면 평상시와는 다른 행동을 하게 된다. 예를 들면, 갑자기 의욕을 잃고 무슨 일에든 집중을 하지 못하거나 사람을 만나는 것도 귀찮아하는 것 등이다. 우울해서 죽고 싶다는 생각도 들 수 있으며, 문득 정신을 차리면 멍하게 있는 자신을 발견하게 될 수도 있다. 신문이나 서류를 읽어도 머리에 들어오지 않으며 간단한 질문에도 대답을 하지 못하는 등 이상하고 당황스러운 행동들이 나타나게 된다.

가족 중에 누가 이런 상태에 있는 것 같다고 느껴질 때는 정신과에서 상담을 받도록 하는 것이 좋다. 우울증으로 판단되는 경우 항우울제를 복용하는 동시에 심리상담을 받게 될 것이다. 가끔은 가족에 대한 생활지도를 하는 경우도 있다.

우울증은 치료만 하면 3개월에서 1년 정도면 낫는 질병이다. 우울증에 걸린 사람에게 야무지지 못하다, 근성이 없다 등의 잔소리를 늘어놓고 기운 내라, 노력해보라고 하면서 위로하는 것은 아무런 도움이 되지 못한다. 우선은 조속히 진찰을 받는 것이 중요하다.

먹어서는
안 되는 것을 먹었다

아이가 있는 가정이라면 아무리 정돈을 잘해놓아도, 잠깐 사이에
아이가 아무거나 입에 넣지는 않을지 걱정이 많을 것이다. 치매에
걸린 노부모를 모시고 있는 가정에서도 이런 일이 생길 수 있다.
아이나 치매노인이 무언가를 삼켰을 때는 우선 삼킨 것이 무엇인지
확인하는 것이 급선무이다. 병이나 용기가 굴러다니고 있으면 얼마
나 삼켰는지 침착하게 용량을 확인하도록 하자. 이것은 차후 진단
이나 치료에 매우 큰 도움이 된다.
삼킬 경우 위험한 것으로는 농약, 화장실용 세제, 표백제, 배수 파
이프용 세제, 나프탈렌, 등유, 담배, 가솔린, 벤젠, 접착제, 수은전
지, 매니큐어 제거제 등이 있다. 이런 것을 먹었다면 양에 상관없이
곧바로 병원에 데리고 가도록 한다.
반면 크레용, 연필, 잉크, 지우개, 성냥, 립스틱, 베이비로션 유액,
건조제(실리카겔), 모기향, 모기퇴치용 전기매트, 풀, 입욕제 등은
삼킨 양이 적을 경우 큰 걱정은 하지 않아도 된다. 단, 삼킨 양이 많
거나 상태가 이상하다면 병원에 데려가도록 한다.

의사에 따라서는 삼킨 물건의 종류로 인해 다루지 못할 수도 있다. 따라서 이런 증상을 많이 치료하는 구급병원이나 종합병원이 적절할 것이다. 위험한 것을 마셨거나 이물질이 목에 걸려서 호흡곤란을 일으키는 경우, 급격히 몸 상태가 나빠진 경우에는 서둘러 구급차를 부른다.

진찰을 받을 때는 환자의 연령이나 체중, 삼킨 것이 정확하게 무엇인지, 섭취량이나 섭취하고 나서의 시간, 나타난 증상 등에 관해 정확히 설명한다. 토했는지 여부도 이야기하도록 하자. 한 가지 염두에 둘 점은 무조건 토해서는 안 된다는 것이다. 보통 이물질을 삼켰다는 사실을 알게 되면 빨리 토하게 해야 한다고 생각하기 쉬운데, 개중에는 토해서는 안 되는 것들도 있으므로 주의가 필요하다.

① 물을 마시고 토해내야 하는 물질 : 주방용 세제, 세탁용 세제, 비누, 샴푸, 린스, 클렌저, 알코올, 담배, 화장수, 모발용 화장품, 향수, 나프탈렌, 장뇌(캠퍼) 등

② 우유를 마시고 토해내야 하는 물질 : 화장실용 세제, 표백제, 타일용 세제, 탈취제, 배수 파이프용 세제 등

③ 아무것도 먹이지 말고, 토해서도 안 되는 물질 : 등유, 가솔린, 벤젠, 시너, 살충제, 접착제, 매니큐어 제거제 등

혹시 치매에 걸린 것은 아닐까?

치매는 알츠하이머병과 뇌혈관장애로 인해 인지능력이나 판단능력 등에 장애가 생기는 질병이다. 거리를 배회하거나 폭력, 환각, 망상 등의 증상이 나타나는 경우도 있다.

나이가 들면 자연적으로 건망증이 생기게 되는데, 대부분의 경우 사소한 일을 계기로 다시 기억을 떠올리게 되곤 한다. 이것은 매우 평범한 생리적인 건망증이다. 이에 비해 치매로 인한 건망증은 당연히 알아야 할 것들을 잊어버리거나, 기억 자체를 완전히 상실하고 심지어는 잊어버렸다는 사실 자체를 모르는 '악성 건망증' 이다. 치매에 걸리면 같은 이야기를 반복하거나, 물건을 놓아둔 장소를 잊어버려서 계속해서 물건을 찾고 제품 설명서 등을 읽기 싫어하게 된다. 또한 외출을 귀찮아하고, 물건이 없어진 것을 다른 사람 탓으로 돌리거나 글자를 잊어버리는 등의 증상이 나타날 수도 있다. 이 외에도 깔끔하던 사람의 옷차림이 갑자기 지저분해지거나 태도가 나빠지거나 하는 변화가 보인다면 치매의 초기증상일 수도 있다. 가족 누군가에게 이런 증상이 있을 때는 병원을 찾아 진찰을 받아보는 것이 좋다. 물론 치매는 진찰을 받고 약을 복용한다고 해서 개선되는 질병은 아니다. 그러나 가족의 무신경한 대응이 거리배회나 폭력 등의 문제행동을 일으키는 계기가 될 수도 있으므로 치매진단을 받는 것은 이후의 생활환경에 커다란 차이를 가져온다.

진찰은 앞에서 언급한 것과 같이 정신과나 신경내과 등에서 받도록 한다. 병원에 따라서는 건망증 외래 같은 진료과를 설치하고 치매 진찰을 담당하고 있는 곳도 있다. 이러한 전문 진료과에서 진찰을 받기 전에 근처에 있는 주치의와 상담해보는 것도 하나의 방법이다. 그러나 치매를 정확하게 진단하기 위해서는 CT나 MRI 등 특수 기기가 필요하므로 최종적으로는 전문의 진찰을 받을 것을 권한다. 진찰을 받기 전에 다음과 같은 내용을 미리 메모해두면 정확한 진단에 도움이 될 것이다.

① 본인의 생활이력(생년월일, 학력, 직업이력, 가족구성 등), 병력, 생활습관(흡연이나 음주 유무, 운동습관, 식사 등)

② 최근 특별히 달라진 점(외모나 행동)

③ 이상증세가 나타나는 특정 시간이나 상황

④ 식사, 배설, 옷 갈아입기 등 수행능력 정도

초기라면 진행을 다소 늦추는 약제가 효과를 발휘하는 경우도 있다. 또한 화를 잘 내거나 공격적인 성향, 환각, 우울증, 불안 등의 증상은 약으로 어느 정도 조절할 수 있으므로 반드시 병원에서 검사를 받도록 하자.

아기에게서
이상증세가 나타날 때

아이 모습이 평상시와 다를 때, 한동안은 두고 봐도 괜찮은 건지 아니면 내일이라도 당장 소아과에 데려가봐야 하는 건지 또는 지금 당장 구급차로 병원에 데려가는 편이 좋을지 고민하게 된다. 이번 장에서는 영유아에게서 나타나기 쉬운 이상증세들과 대처요령을 설명하겠다.

✚ 경련

아기가 경련을 일으키면 주위 사람들은 깜짝 놀라서 당황하게 된다. 경련은 열이 올라가기 시작했을 때나 열이 높아져 있을 때, 크게 울거나 할 때 생기는 경우가 많고 1분에서 10분 정도 지나면 가라앉는 것이 일반적이다. 열이 높은 경우에는 증상이 안정되었을 때 소아과 진찰을 받도록 하자. 진찰을 받을 때에는 열의 유무, 몇 분간 경련을 일으켰는지, 경련의 모습 등을 자세히 설명한다.
한편 몸의 한 부분에만 경련이 일어났거나, 경련이 가라앉아도 의식이 확실하지 않은 경우, 열도 없고 크게 울지 않는데도 경련이 있는 경우, 작은 소리나 빛에 대해 몸을 쭉 피면서 몸 전체에서 경련

이 일어나는 경우, 단시간 동안 여러 번 경련하는 경우 등에는 바로
구급차를 불러야 한다.

✚ 심한 울음

우는 모습이 평상시와 다른 느낌이 들 때는 짐작되는 원인들을 생
각해보자. 머리를 부딪쳤거나, 입속이나 피부에 도톨도톨한 것이
생겼거나, 열이 있는 경우에는 소아과를 찾도록 한다. 심하게 울던
아기가 갑자기 울음을 멈추고 녹초가 되었을 때도 곧바로 소아과
진찰을 받는 것이 좋다.

✚ 발열

38℃ 이상의 열이 있는 경우, 4개월 정도까지의 아기는 곧바로 소
아과를 찾아 진찰을 받는 편이 좋다. 열이 조금 낮더라도 어딘가 모
르게 평상시와는 다른 느낌이 들 때는 진찰을 받도록 하자. 발열은
침입한 병원균과 싸우기 위한 준비이며 병원균을 증식시키지 않기
위한 몸의 방어반응이므로 부모가 함부로 판단하여 해열제를 먹이
는 것은 금물이다. 아기가 녹초가 되어 있을 때는 한밤중이라도 응
급실에 가는 편이 안심이 될 것이다.

✚ 구토

토한 후에 녹초가 되거나, 머리를 어딘가에 부딪치고 시간이 조금
지난 뒤에 토하거나, 열이 있거나 복통이나 설사가 있는 경우에는
바로 병원을 찾아야 한다. 건강했던 아기가 갑자기 심하게 울다가
잠시 후 나은 듯하더니 15~20분 정도 지나서 다시 울기 시작하며
토하고, 안색이 나빠져서 녹초가 되고 기저귀를 보면 혈변이 나오

는 등의 경우가 있다. 이는 아기의 질병 중에서도 일각을 다투는 장중적(腸重積)일 가능성이 매우 높은 증상이므로 곧장 구급차를 불러야 한다.

✚ 복통

아기가 자신의 발을 복부 쪽으로 끌어당기며 울거나, 몸 전체를 부등호(〈) 같은 모양으로 만들면서 울거나, 배를 만지면서 심하게 우는 경우에는 복통이 있는 것으로 생각할 수 있다. 안색이 파래지고 늘어져 있거나 발열이나 설사, 구토 등이 있다면 곧바로 소아과를 찾도록 하자. 허벅지가랑이쯤이 부어 있고, 손으로 눌러도 눌러지지 않는 경우에는 장폐색이 의심된다. 한편 복통 이외에 눈에 띄는 증상이 없으며 식욕도 있고 모습이 평상시와 그다지 다르지 않다면 크게 걱정하지 않아도 된다.

✚ 발진

발진이 생겼다면 홍역, 수두, 풍진 등을 의심해볼 수 있다. 발진에 열까지 있으면 이러한 질병일 가능성은 더욱 높아진다. 그러나 다른 환자에게 감염될 위험성이 있으므로 미리 전화로 증상을 이야기하고 데려가는 편이 좋을 것이다. 병원에 따라서는 이러한 감염증 환자를 별도의 대기실로 안내하는 경우도 있다.

열도 없고 건강해 보이는데 발진이 좀처럼 없어지지 않거나, 기저귀 두드러기가 낫지 않는 경우 함부로 약을 사용하면 오히려 악화될 수 있다. 소아과나 피부과 의사에게 진찰을 받아보자.

✚ 설사

모유로 키우는 아기는 무른 변을 보거나 점액이 섞인 녹색 변을 보거나 황색의 축축한 변을 여러 번 보는 경우가 있는데 평상시와 모습이 다르지 않고 건강하고 활기차다면 걱정할 필요는 없다. 그러나 혈액이 섞인 변을 보거나 설사와 함께 발열이나 구토가 있는 경우라면 곧장 병원을 찾도록 한다. 쌀뜨물과 같은 하얀 변, 점액이 섞인 냄새가 심한 변일 때도 마찬가지로 진찰을 받는 편이 좋다.

✚ 변비

영유아에게도 변비가 생기는 경우가 있다. 며칠 동안 변이 나오지 않더라도 그다지 힘을 주지 않고 보통 굳기의 변을 볼 수 있다면 전혀 걱정하지 않아도 된다. 그러나 1주일 이상 변이 나오지 않는 상태가 반복되거나 항문이 찢어져서 출혈이 생긴 경우에는 병원에 가야 한다. 그러나 항문과를 찾을 필요는 없다. 소아과에서 충분히 치료할 수 있기 때문이다.

✚ 심한 기침

기침이 심하고 늑골 사이가 움푹 패일 정도로 호흡이 괴로운 상태라면 응급실로 가야 한다. 입술색이 보라색으로 변한 것 같은 경우에도 곧바로 진찰을 받도록 하자. 이외에 쌕쌕거리는 거친 숨소리가 평상시보다 빠르거나, 높은 열이나 근육통이 있거나, 날카롭고 쇳소리가 높게 나는 기침을 하거나, 가래가 섞인 기침을 하거나, 기침을 심하게 하거나, 바람 빠지는 듯한 소리를 내면서 숨을 들여 마시는 경우에는 백일해일 수도 있다. 조속히 진찰을 받도록 하자.

노인들이 조심해야 할 몸의 변화

노인이 되면 여러 가지 몸의 변화를 경험하게 된다. 내장기능이 저하되고 동맥경화가 나타나기 쉬우며, 치아가 빠져서 틀니를 하면 음식을 잘 씹지도 못하며 삼키는 능력도 약해진다. 뼈에는 골다공증이 진행되어 골절상이 생기기 쉽고, 면역기능도 저하되며 기력이 약해지고 노인성 우울증이 발병하는 경우도 있다.

이처럼 나이가 들어갈수록 질병에 걸릴 위험이 커지게 된다. 상당한 중증이 될 때까지 자각증상이 없거나 별것 아닌 것이 계기가 되어 급격하게 악화되는 경우도 많으므로 가족은 사소한 변화에도 주의를 기울일 필요가 있다. 노인의 몸 상태와 관련해 주의해야 할 점, 진찰을 받아 보는 편이 좋은 경우 등을 정리해보았다.

✚ 연하장애

연하(嚥下)장애란 음식물을 저작하여(씹어서) 삼키는 것이 곤란한 상태를 말한다. 식사 중에 목이 메거나, 심하게 기침(사레)을 하거나, 음식물이 폐로 들어가 폐렴을 일으키는 경우가 있다. 이러한 상태일 때는 이비인후과, 치과, 구강외과, 재활치료과 등에서 진찰을 받는다. 평상시에는 삼키기 쉬운 식사를 준비하는 것이 좋다.

✚ 발열

일반적으로 폐렴이 생기면 고열이 나지만, 노인의 경우 그다지 열이 나지 않을 수도 있다. 폐렴의 원인으로는 감기나 다른 질병으로 인한 체력 저하, 식사가 폐로 들어가 버리는 것 등이 있다. 일반적으로는 발열, 기침, 가래, 호흡곤란 등의 증상이 나타나지만 고령자에게서는 탈수, 의식장애, 설사 등의 증상이 나타나는 경우도 있으므로 평소와 다른 모습이 보인다면 내과에서 진찰을 받도록 하자.

✚ 탈수

노인들은 체내 수분량이 적기 때문에 열이 나거나 땀을 흘리거나 설사나 구토를 하는 것만으로도 탈수가 일어나기 쉽다. 목이 마르다는 것을 느끼지 못하는 것도 고령자의 특징이다. 특히 몸이 자유롭지 못하고 스스로 물을 마시지 못하는 노인에게서 탈수가 많이 일어난다. 소변량이 줄거나, 식욕부진이나 발열증상이 있으며, 일어설 때 현기증을 느끼고 의식장애 등이 있는 경우에는 곧바로 내과를 찾아 진찰을 받도록 하자. 상태가 나쁠 때에는 구급차를 불러야 한다.

✚ 호흡곤란

호흡이 괴로울 때는 호흡수를 재보도록 하자. 호흡이 1분 동안 20회 이상이라면 이상이 있는 것으로 판단할 수 있다. 또한 입술이나 손톱이 창백해져 있는 것도 호흡에 이상이 있는 증거이다. 호흡이 괴로울 때에는 눕는 것보다 앉아있는 편이 좋다. 가능한 빨리 내과나 호흡기내과에서 진찰을 받도록 하자.

당황스러운
이상증세별 대처요령

일상생활 중에 예상치 못한 증상으로 당황하게 되는 경우가 있다. 분명히 이상증세이기는 한데 도무지 어떻게 대처하고, 또 어떤 진료과를 가야할지 헷갈리는 경우에는 아래 대처법을 참고해보자.

✚ 턱이 빠진 경우

급히 정형외과, 구강외과를 찾아가도록 한다. 같이 갈 사람이 없는 경우에는 종이에 증상을 적고 접수를 한다.

✚ 후각 상실

짐작되는 첫 번째 원인은 콧속의 이상이다. 따라서 먼저 이비인후과를 찾아가도록 한다. 코에 이상이 없는 경우에는 뇌종양, 신경질환 등을 의심할 수 있으므로 신경외과에서 진찰을 받는다.

✚ 갑작스러운 혼절

의식이 없는 것 같으면 곧바로 구급차를 부른다.

✚ 목에 이물질이 걸린 경우

음식물이 목에 걸리면 식도가 막혀 호흡을 할 수 없게 되고 1~2분
만에 심장이 멎게 될 수도 있다. 점차 파랗게 질리면서 의식이 없어
진다면 곧바로 구급차를 부르고 도착할 때까지 응급처치를 시행하
도록 하자. 막힌 것을 빼내는 데 효과적인 방법은 엎드리게 하거나
하늘을 향해 눕히고 가슴 아래쪽을 강하게 압박하는 것이다. 폐에
남아있는 공기에 의해 막힌 것이 밀려나오기 쉽게 하는 것인데, 한
번에 나오지 않는 경우에는 여러 번 반복한다.

✚ 음식물이 가슴에 걸린 느낌이 들 때

무언가 걸린 느낌이 점점 심해지거나 체중이 줄어드는 경우에는 식
도암, 위의 분문암 등 중대한 질병일 가능성도 있으므로 소화기내
과에서 진찰을 받도록 하자.

✚ 요실금

나이가 들면 배에 힘을 주기만 해도 소변이 흘러나오는 요실금이
생길 수 있다. 요실금은 방광염이나 방광결석, 전립선비대, 전립선
암, 당뇨병, 자궁암 등에 의해서도 생길 수 있다. 이런 경우 우선 비
뇨기과를 찾도록 하자. 병원에 따라서는 요실금 외래를 설치하고
있는 곳도 있다. 진찰을 받을 때는 현재 복용 중인 약을 지참하는
것도 중요하다. 혹시 요실금을 유발하는 부작용이 있는 약일지도
모르기 때문이다.

각혈은 폐에서 피가 올라오는 증상이며 토혈은 소화기에서 올라오는 증상이다. 각혈이든 토혈이든 상관없이 일단은 내과를 찾도록 한다. 원인을 파악하면 소화기내과, 호흡기내과, 외래 등에서 치료를 받게 될 것이다.

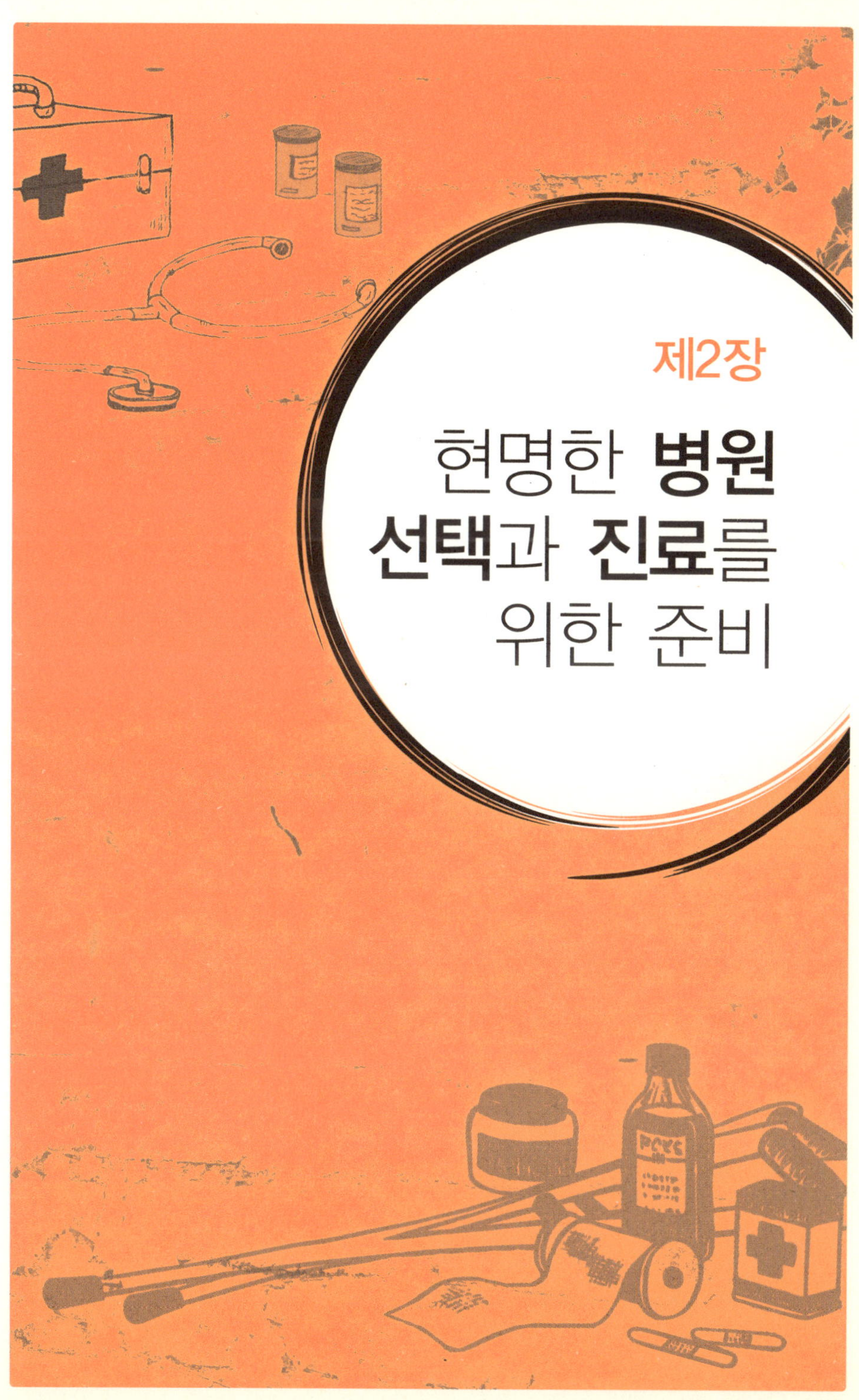
제2장
현명한 병원
선택과 진료를
위한 준비

개인병원과 종합병원,
어느 쪽이 좋을까?

감기에 걸렸을 때, 당신은 개인병원과 종합병원 중 어느 쪽을 택하겠는가? 주치의가 있는 개인병원으로 가는 것이 낫다고 생각하는 사람도 있는 반면, 정확한 검사를 위해서는 좋은 의료기기를 갖춘 큰 병원에 가는 것이 좋다고 생각하는 사람도 있을 것이다.

결론부터 말하자면, 감기에 걸렸을 때는 개인의원에서 진찰을 받는 것이 좋다. 가까운 곳에 개인의원이 없는 경우에는 내과를 전문으로 하는 개인병원이나 클리닉에 가도록 하자. 물론 개인의원에는 종합병원만큼의 설비가 없으므로 최신 기기의 검사는 할 수 없다. 그러나 만에 하나 정밀검사가 필요하다고 판단되면 그 단계에서 개업의(개인의원 의사)가 큰 병원에서 검사를 받아보라는 조언을 해 줄 것이다. 자신이 졸업한 대학병원 또는 가까운 일반병원과 제휴하고 있는 개업의도 많이 있으므로 소개를 받아 갈 수도 있다.

그렇다면 감기일 때 커다란 병원이 아닌 개인병원에 가는 편이 좋은 이유는 무엇일까? 무엇보다도 빨리 진찰을 받을 수 있기 때문이다. 큰 병원은 최신 설비는 갖추고 있다 해도 '3시간 기다려서 3분 진료' 라는 말에서도 알 수 있듯이 오랫동안 기다릴 것을 각오하지 않으면 안 된다. 기다리는 동안 감기로 인해 약해진 몸이 다른 질병에 감염될 위험도 있다.

현명한 진료를 받기 위해서는 무엇보다도 개인병원과 종합병원을 잘 구분하여 이용할 줄 알아야 한다. 개인병원의 큰 장점은 집과 가까운 곳에 있기 때문에 통원치료를 하기에 편리하다는 점이다. 또한 큰 병원처럼 요일에 따라 진찰하는 의사가 바뀌는 것이 아니라 항상 동일한 의사가 진찰해주는 것도 좋은 점이다. 오랫동안 이용하게 되면 환자의 병력은 물론 체질, 생활습관 등도 알고 있으므로 적절한 치료나 조언을 해줄 것이다.

이에 비해 큰 병원은 질병에 대한 전문의사가 있다는 점이 장점이다. 최신 기기도 갖추고 있으므로 다양한 검사를 통해 종합적인 판단을 해줄 것이다. 따라서 중대한 질병이 아니라고 여겨질 때는 일반 개인의원에서 진찰을 받도록 하고, 주치의 소견에 따라 큰 병원으로 옮길지 여부를 결정하자.

나에게 딱 맞는
주치의를 선택하는 방법

주치의란 문자 그대로 병에 걸릴 때마다 찾아가는 의사를 말한다. 조금 걱정되는 증상이 있을 때 가볍게 상담할 수 있는 주치의가 있다면 든든할 것이다. 또한 당뇨병이나 고혈압, 고지혈증, 통풍 등의 생활습관병은 나쁜 생활습관이 쌓여서 발증하는 것이므로 그 사람의 라이프스타일을 알고 있는 의사에게서 치료를 받는 것이 가장 적절하다. 최근 대학병원에 대한 선호가 높아지면서 감기만 걸려도 큰 병원에서 진찰을 받는 사람이 늘어났지만, 사실은 가까운 곳에 주치의를 두고 증상에 따라 다른 병원을 소개받는 방법이 훨씬 더 현명한 것이다.

아직 주치의가 없다면, 주치의 선택기준을 알아보는 것이 좋겠다. 첫 번째 기준은 병원이 자신의 집과 가까운 곳에 있어야 한다는 것이다. 몸 상태가 좋지 않을 때 찾게 되는 곳이므로 집에서 먼 곳은 피하도록 한다. 걸어서 10분 정도의 거리에 있는 병원이 이상적이다. 지역에 따라서는 걸어서 병원에 가는 것이 어려울 수도 있는데, 이럴 때는 가능한 단시간에 도착할 수 있는 곳에서 찾아보도록 하

자. 근무지와 가까운 곳에 주치의를 두는 방법도 있지만 전근이나 퇴직을 할 경우에는 오히려 불편해질 수 있다. 따라서 집과 가까운 병원을 선택하는 편이 무난하다.

두 번째 기준은 어떤 진료과를 선택할 것인가 하는 점이다. 개업의는 각각 자신의 전문 분야에 따라서 진료과목을 간판으로 걸고 있는데 주치의로서 적절한 것은 내과이다. 복통이나 감기 등 일상적인 질병의 대부분은 내과질환이다. 또한 혈압이나 혈당치, 콜레스테롤수치와 관련된 생활습관병도 내과 영역에 속하므로 내과의를 찾는 것이 적합할 것이다.

어린이가 있는 가정이라면 소아과 주치의도 필요하다. 어린이들의 질병은 성인과는 완전히 다른 측면이 있으므로 가능하면 소아과라는 간판을 단독으로 걸고 있는 병원이나 클리닉을 선택하는 편이 좋다. 그러나 최근에는 출산률 저하추세 때문에 소아과의가 줄어드는 경향이 있다. 가까운 곳에 소아과병원이 없는 경우에는 진료과목을 '소아과 · 내과' 또는 '내과 · 소아과'로 하고 있는 병원을 찾도록 하자.

지금까지 가까운 개업의를 대상으로 주치의를 선택하는 기준에 관해 설명하였다. 그러나 주치의가 반드시 개업의일 필요는 없다. 지역에 따라서 또는 증상에 따라서 큰 병원의 특정 의사를 주치의로 두는 것도 하나의 선택방법이 될 수 있다. 또한 주치의를 한 병원에 한정할 필요도 없다. 내과적인 질환은 내과 주치의에게 진찰을 받고 치과, 정형외과, 산부인과 등 각각 필요로 하는 병원이나 클리닉에서 주치의를 정하는 것도 방법이다.

다양한 진료과목을 갖춘 병원, 믿을 수 있을까?

○○내과의원, ○○외과 클리닉 이라는 식으로 한눈에 진료과목을 알 수 있는 개인병원도 있지만 '내과 · 소아과 · 외과 · 정형외과' 등으로 간판에 많은 진료과목을 걸어놓고 있어서 '도대체 전문과목은 뭐지?' 하고 의문을 갖게 만드는 곳도 있다.

전근 때문에 가족과 함께 낯선 타지에서 살게 된 G씨(36세, 남성)는 가족의 주치의를 찾는 과정에서 문득 궁금증을 가지게 되었다. 집과 가까운 곳에 있는 개인병원 간판에 많은 진료과목들이 내걸려 있는 것이 발단이었다.

G씨의 부인은 "진료과목이 다양하면 어떤 증상이라도 봐줄 수 있을 테니 편리하지 않을까? 우리 집에는 어린아이도 있으니 감기에 걸리거나 상처가 나도 치료해줄 수 있을 거야. 정형외과 진료도 하니 갑자기 허리를 삐끗한 경우에도 아주 편리할 것 같은데?"라고 말하며 그를 설득했다고 한다. 그러나 G씨는 왠지 모르게 미심쩍었다. 전문으로 하는 진료가 뭔지 알 수가 없는 것이 가장 큰 이유였다. 게다가 의사 한 명이 내과, 소아과, 정형외과까지 볼 수 있다

는 게 믿기지 않는다는 점도 작용했다.

법률상 6년의 의대과정을 졸업하고 의사고시에 합격해서 의사면허를 받으면 의료행위를 할 수 있는 자격이 생기게 된다. 그러나 바로 진료를 행하기엔 어려움이 있기 때문에 인턴 1년과 전문의 4년의 수련의 과정을 거치게 되는 것이다. 위의 경우와 같이 여러 가지 과목을 진료하는 경우 전문의 과정을 거치지 않은 것으로 생각할 수 있다. 이처럼 한 명의 의사가 모든 진료과목을 진단하고 치료할 수 있는 것은 사실이지만, 현실적으로 모든 진료과목에서 권위자가 되는 것은 불가능하다. 특별히 잘하는 분야와 그렇지 않은 분야가 반드시 존재하는 것이다.

게다가 의학 분야는 하루가 다루게 진보하는 세계이다. 각각의 진료과목마다 새로운 공부를 하지 않으면 안 되는 것들이 산더미처럼 있다. 많은 진료과목을 내걸고 있는 의사가 그 모든 분야에 관한 새로운 지식을 흡수하고 있다고는 장담할 수 없다.

그러나 일반적으로 개인병원에 진찰을 받으러 가는 것은 감기나 설사, 타박상과 같은 경미한 증상으로 인한 경우가 대부분이다. 따라서 매우 일상적인 질병으로 인해 진찰을 받는다면 굳이 전문의만을 고집할 필요는 없을 것이다. 또한 필요한 경우 전문병원이나 종합병원을 소개시켜 줄 정도의 지식이나 인맥을 가지고 있는 의사라면 주치의로 삼아도 전혀 문제가 없으리라 생각할 수 있다. 무엇보다도 중요한 것은 전문의나 일반의냐의 문제가 아니라, 그 병원에 대한 세간의 평가가 아닐까?

의사의 실력을 알고 싶다

앞서 주치의를 정할 때는 내과병원을 최우선으로 선택하는 것이 좋다고 설명하였다. 그렇다면 근처에 내과병원이 여러 군데 있는 경우, 그중에서도 최고의 주치의를 선택하기 위한 기준은 무엇일까? 가장 중요한 것은 그 병원에 대한 평판이다. 물론 열이면 열, 모두 느끼는 점이 다르기 때문에 평판을 파악하는 것이 쉬운 일은 아니다. 막 이사를 온 G씨의 부인은 내과 주치의를 찾기 위해 이웃사람들에게 주위 병원들에 관해 물어 보았는데, 물어볼수록 아리송해졌다고 한다.

"○○병원 선생님은 환자를 막 야단치셔. 그렇게 하니까 병에 걸리는 거 아니냐고 일장연설을 하시는 거야, 글쎄."라며 입술을 씰룩이는 사람이 있는가 하면 "그 선생님은 나쁜 건 나쁘다고 확실하게 말을 해주시죠. 그리고 환자가 하는 이야기를 느긋하게 잘 들어주세요."라고 하는 사람도 있었다. 무서운 의사인지 아니면 직언을 해주는 좋은 의사인지 아리송해진 G씨는 '우선 한번 가보자.' 라고 마음먹고, 코가 막힌 것을 이유로 진찰을 받아 보기로 했다.

여기서 잠깐, G씨를 대신하여 ○○병원을 점검해 보도록 하자. 우선 병원에 들어갔을 때의 느낌도 하나의 체크 포인트이다. 접수처에 있는 사람이나 간호사가 질문에 대해 대답을 잘 해주지 않거나 의욕이 없어 보인다면, 의사가 지향하는 의료방침이 스텝들에게 제대로 전달되지 않은 것이거나 의사 역시 의욕이 없는 사람이거나 둘 중에 하나이다. 반면 병원스텝들이 밝고 활기차게 일하고 있는 병원이라면 모두가 최선을 다하는 곳이라 믿어도 좋을 것이다.

5분 정도 대기한 후, G씨는 진찰실로 들어가게 되었다.

"무슨 일로 오셨습니까?"

"코가 막힌 것 같아서요."

"처음 오셨군요. 그렇다면 진찰하기 전에 몇 가지 여쭤 보겠습니다. 지금까지 큰 질병에 걸린 적이나 알레르기는 없습니까?"

이런 식으로 환자의 병력이나 체질에 대해 물어보는 의사라면 안심할 수 있다. 또한 대기실에 있을 때 문진표에 적게 하는 곳도 있는데 이 역시 좋은 병원이다. 훌륭한 의사일수록 환자에게서 많은 정보를 얻으려고 하는 법임을 기억하자.

이에 비해 처음 온 환자인데도 아무런 질문 없이 입을 벌려 목을 잠깐 살펴보고 가슴에 청진기를 대고 "감기네요. 처방전을 받아가세요."라고 하는 의사는 주치의로서 실격이다. 감기라는 진단은 틀림이 없겠지만 환자 병력이나 체질에 전혀 흥미를 보이지 않는 의사라면 간단한 상담을 하는 등의 일도 불가능할 것이기 때문이다. 또한 상담을 한다고 해도 형식적인 답변밖에는 기대할 수 없을 것이다.

의사들 중에는 진찰 후에 진료카드를 열심히 작성하느라, 환자의 눈을 보지 않고 이야기하는 사람도 있다. 물론 진료카드를 작성하는 것도 중요하지만, 의료행위는 의사와 환자의 인간관계 상에서 성립되는 것이다. 눈을 보고 이야기하는 것은 인간관계의 기본이다. 환자의 안색이나 목소리 상태 등을 통해 큰 병원에서 검사할 필요가 있다고 판단하게 되는 경우도 있으므로 환자 쪽을 향하여 눈을 보면서 이야기하는 의사를 선택하는 것이 좋다.

단 한 번의 진찰로 의사의 인간성이나 실력을 파악하는 것은 불가능하다. 그러나 몇 가지 질문을 통해서 어느 정도 알아보는 방법도 있다. 예컨대 '내과 · 소아과 · 외과'와 같은 몇 가지 진료과목을 내걸고 있는 의사라면 "개업하시기 전에는 어느 병원 어느 과에 계셨나요?"라고 물어보자. "선생님의 전문과목이 뭔지 여쭤봐도 될까요?"하고 직접적으로 물어보는 것도 무방하다. 이런 질문에 불끈하면서도 참는 듯한 표정을 보이는 의사라면 인간적으로 신뢰할 수 없다. 환자는 의사에게 자신의 생명을 맡기러 간 것이므로, 의사의 전문과목을 알아야 하는 것은 당연한 것이다.

또한 야간 중에도 치료가 가능한지 확인해 보도록 하자. 야간에 갑자기 아플 때는 어떻게 하면 좋으냐는 질문에 대해 "야간에 진료하는 담당의사에게 연락하시면 됩니다."라든지 "구급차를 부르세요."라고 대답하는 의사 역시 실격이다. 물론 의사도 인간이므로 진료 시간 외에는 쉬는 것이 당연하지만 "그럴 때에는 집으로 전화를 주셔도 됩니다. 부재 중일 때는 이 ○○구급병원으로 가시기 바랍니다. 그곳은 신뢰를 할 수 있는 곳입니다."라고 말해주는 것이 매너이다. 개중에는 진찰권에 야간 연락처를 정확하게 기입해놓은 의사들도 있다.

또 하나 살펴봐야 할 것은 만에 하나 정밀검사가 필요해졌을 때 적절한 의료기관을 소개해줄 수 있는가 하는 점이다. 전문병원에 대한 정보를 가지고 있지 않아, 필요한 검사를 제때 못해서 치료시기를 놓치게 되는 경우도 있다. 이것을 알기 위해서는 약간의 테크닉이 필요하다. 이런 식으로 물어보는 것은 어떨까?

"사실은 친척 중에 위암에 걸린 분이 계시거든요. 어디서 수술을 받으면 좋을까요?"

이에 대해 "위암이라면 어느 병원에서 해도 괜찮습니다. 그다지 어려운 수술이 아니니까요."라고 대답하는 의사라면 의문을 가질 필요가 있다. 반면 "위암이라면 이 지역에서는 ○○병원이 좋아요. 수술건수도 많고 설명도 정성껏 해줍니다. 지금까지 몇 명의 환자를 소개했었는데 환자들의 평판도 좋은 것 같아요."라는 식으로 지금까지의 실적에 근거하여 대답해준다면 평소 지역에 있는 병원에 관한 정보를 모으고 있다고 생각할 수 있을 것이다. 마지막으로 환자와의 의사소통이 원활하여 신뢰관계를 만들 수 있을지도 고려해야 한다.

어떤 의사가 좋은 의사일까?

의사의 실력을 알기 위해 점검해야 할 사항들에 대해서 설명하였다. 그러나 주치의 선택 시 무엇보다도 중요한 점은 그 의사와 신뢰관계를 구축할 수 있는가 하는 점이다.

좋은 의사란 정성껏 진찰을 하고, 문진을 할 때 환자의 이야기에 귀 기울여주며, 질병이나 검사결과에 대해 알기 쉽게 설명해주는 의사를 말한다. 치료방침에 대해서도 "앞으로는 이러한 방향으로 치료하도록 합시다. 1개월 정도 모습을 지켜보고 다음 단계에서 다시 생각해보는 것이 좋겠습니다."라는 식으로 환자에게 설명해주는 의사라면 신뢰할 수 있을 것이다.

약에 관해서도 마찬가지이다. 약에 대해 아무런 설명도 하지 않는 의사보다는 처방한 약의 종류와 부작용과 관련된 질병은 없는지 세심히 체크하고 설명해주는 의사가 믿을 만하다. 의약분업으로 인해 약에 대한 설명을 생략하는 의사가 많아졌는데, 약국은 의사로부터 받은 처방전에 따라 약을 조제하므로 약의 선택은 의사 재량에 의한 것이다. 따라서 환자의 이야기를 잘 듣고 환자의 상황에 맞게 선택을 해주는 의사라면 약의 부작용을 최소한으로 줄일 수 있을 것이다.

약을 복용하는 것만으로 병이 낫는 것은 아니다. 치료 중의 생활방법, 좋아진 다음의 생활방법에 대해서도 지도해주는 의사라면 그 후의 만남도 원활하게 이어지게 될 것이다. 환자가 붐벼서 설명할 시간이 없는 경우에는 간호사가 도와주는 병원도 괜찮다.

환자들은 대부분 질병에 관해서는 문외한인데다 자신의 증상이 매우 걱정되기 때문에, 의사 입장에서 보자면 엉뚱하다고 생각되는 질문을 하는 경우가 종종 있다. 예를 들어 위가 약간 나빠진 정도만으로도 위암을 걱정하는 것이다.

이에 대한 반응은 각양각색이다. "괜찮습니다. 걱정하실 필요 없습니다. 그러나 걱정이 되신다면 검사를 해보도록 합시다."라고 대답하는 의사도 있는 반면 "이 정도가 위암이라면 모두 위암일 겁니다."라며 웃어넘기는 의사도 있을 것이다. 그런가 하면 매우 침착하게 "일단 검사를 해봅시다."라고 말하는 의사도 있을 텐데, 어떤 대답이 정답인지에 대한 기준은 없다. 다만 대답을 해주는 의사의 태도나 대답의 뉘앙스로부터 '이 선생님은 신뢰할 수 있을 것 같다.'는 느낌이 드느냐 안 드느냐 하는 것이 중요하다.

의사도 인간이다. 말을 많이 하는 사람이 있는가 하면 과묵한 의사도 있다. 과묵하다는 것이 무뚝뚝한 것과 동일한 것은 아니다. '과묵하기 때문에 신뢰할 수 있을 것 같다.'고 느끼는 환자도 있으며 '이야기를 많이 해주니까 신뢰할 수 있다.'고 느끼는 환자도 있다. 중요한 것은 환자 자신과 잘 맞는 의사이냐 하는 것이다.

종합병원과 대학병원, 전문병원의 차이점

예전에는 큰 병원이면 무조건 믿을 수 있다고 생각하는 사람들이 많았다. 그러나 의료과실이나 의료사고 등의 실상이 속속 보도되고 일반 환자들의 학력수준도 높아짐에 따라 '안심하고 믿을 수 있는 병원이란 어떤 곳일까?' 에 관한 주체적 의식이 점차 싹트고 있다. 진료를 병원과 의사에게만 맡기는 것이 아니라, 스스로 납득할 수 있는 방법으로 질병을 치료하고자 하는 의식도 높아졌다. 지명도가 아닌 의료의 질적 차이로 병원을 선택하는 시대가 오고 있는 것이다.

그러나 병원을 직접 선택하는 입장이 되면 어려운 점이 많다. 신문이나 인터넷 등에서 찾아보고, 괜찮은 병원을 찾았다 해도 실제로 그곳에서 납득할만한 치료를 받을 수 있다고 장담할 수는 없기 때문이다. 신뢰할 수 있는 병원이나 의사를 만나지 못해서 병원이나 의사를 계속해서 바꾸는, 이른바 의사쇼핑을 하는 환자들도 상당히 많이 있다.

현명한 병원 선택을 위한 기준을 소개하기에 앞서 병원의 차이에 대해서 간단하게 설명해 보겠다. 병원은 종합병원, 대학병원, 전문병원 등으로 나뉜다.

✚ 종합병원

종합병원은 입원환자 100명 이상을 수용할 수 있는 시설을 갖춘 대형의료기관이다. 최소한 내과, 일반외과, 소아과, 산부인과, 진단방사선과, 마취과, 임상병리과 또는 해부병리과, 정신과, 치과가 설치되어 있어야 하며 각 분야의 전문의가 상주해야 한다(한국의료법 제3조). 여러 전문 진료과가 함께 있기 때문에 이 과에서 저 과로 옮겨가며 치료해야 하는 경우 편리하다. 또한 최신 의료기기를 갖추고 있기 때문에 정밀검사가 필요한 경우 찾을 수 있는 곳이다.

✚ 대학병원

대학병원이란 의과대학, 의학부 등에 부설되어 있는 병원을 말한다. 일반 종합병원과 마찬가지로 많은 진료과가 있다. 하지만 본래 연구나 교육을 목적으로 하는 곳이라는 사실을 확실히 염두에 두도록 하자. 그렇기 때문에 최첨단 진료를 받을 수 있다는 장점이 있지만, 환자의 건강회복보다 연구활동이 우선시되는 경우도 없지 않다.

또한 의사를 양성하는 곳이기도 하므로 많은 수련의들이 교수나 선배들의 지도를 받으면서 진료를 하고 있다. 음부가 부어서 통증이 심했던 H씨(25세, 여성)는 모 대학병원 산부인과에서 진찰을 받았는데 진찰대에서 다리를 벌리고 있는 창피한 모습 그대로 여러 실습학생들에게 노출되었던 경험이 있다고 한다. 급기야 교수가 H씨의 음부를 가리키면서 '이런 부기나 궤양이 있는 경우에 생각할 수 있는 질병은 무엇인가?' 라며 강의를 시작하는 바람에 곤혹스러웠다는데, 이따금 이런 상황 또한 각오해야 하는 곳이 대학병원이다.

✚ 전문병원

소화기과병원, 산부인과병원, 외과병원, 재활병원, 안과병원 등 치료 분야를 한정하고 있는 병원을 전문병원이라고 한다. 자신의 질병 원인을 확실히 알고 있는 경우에는 한층 더 전문성을 지닌 병원에서 진찰을 받는 방법도 있다. 단, 진료가 한 분야로 한정되어 있는 만큼 다른 장기의 이변에 대해서도 적절하게 대응할 수 있다고는 장담할 수 없다.

좋은 병원을
선택하는 방법

사람들이 큰 병원을 선호하는 이유는 고액의 최신 기기를 갖추고 있어 다양한 검사를 받을 수 있으며 여차할 때는 입원까지 할 수 있기 때문인 것 같다. 그러나 동네병원에서도 충분히 진료할 수 있는 증상을 가지고 큰 병원을 찾다보면 정작 급한 환자들이 대기순서에 밀려 진료를 받지 못하게 되는 일이 생길 수 있다. 게다가 큰 병원이라고 해서 환자가 납득할 만한 치료를 해준다는 보장은 어디에도 없다. 이번 장에서는 후회하지 않고 병원을 선택할 수 있는 방법을 소개하겠다.

✚ 규모나 지명도로 선택하지 않는다

단지 규모가 크기 때문에, 의사가 유명하기 때문에 괜찮으려니 하는 생각은 적절하지 않다. 의학 연구자로서는 권위자이더라도 임상 경험이 충분하지 않은 사람이라면 정확한 진단을 내리지 못할 수도 있기 때문이다. 병원 선택 시 가장 우선시되어야 할 점은 규모나 지명도가 아닌 의료의 질적 수준이다.

✚ 1인 1진료카드를 주는 병원을 선택하자

같은 병원의 여러 진료과에서 진료를 받고 있을 때, 한 진료과에서 처방받은 약을 다른 진료과가 파악하지 못하고 있다면 부작용이 생기거나 약효가 떨어지는 등의 폐해가 나타나게 된다. 또한 심장병 치료를 받고 있는데, 다른 진료과에서 심장에 부담을 주는 검사를 할 위험성이 없다고도 할 수 없다. 같은 병원 내에서 진료과마다 진료카드를 따로 작성하는 병원에서는 이와 같은 연계 실수가 발생하기 쉽다.

최근에는 전자 진료카드를 도입하는 병원도 많아졌다. 전자 진료카드의 장점은 컴퓨터에 진료카드를 인식시키기만 하면 다른 진료과에서 받은 검사나 치료, 투약되는 약에 대한 데이터를 알 수 있다는 점이다. 이러한 전자 진료카드를 사용하지 않더라도 한 사람의 진료카드를 그 사람의 단독 파일로 정리하는 병원이라면 안심할 수 있다.

✚ 입원 가능성도 염두에 두어야 한다

진찰을 받을 때 병원을 선택하는 기준은 아마도 전문성일 것이다. 그 병원은 비뇨기과가 전문이라든가, 어느 병원은 심장 치료로 정평이 나있다던가 하는 평가를 중시하여 가능한 자신의 질병에 적합한 병원을 선택하게 된다. 그러나 만일 입원을 해야 한다면 '쾌적함'이라는 항목도 고려하도록 하자. 꼭 신축된 병원이어야 한다는 뜻은 아니다. 오래된 병원이라도 병원스텝들(의사나 간호사, 약제사, 치료사 등)이 활기차게 일하고 있다면 믿을 만하다. 기회가 있다면 입원환자에게 "이 병원은 어떻습니까? 입원 생활은 쾌적합니까? 의사나 간호사들은 친절합니까?" 하고 물어보도록 하자.

# 진료카드를 공개한다는 것은 무슨 의미인가?

예전에는 의사가 독일어나 영어, 암호 같은 생략어로 진료카드를 작성하는 것이 상식처럼 여겨졌었다. 때문에 아무리 환자가 진료카드를 엿본다해도 알아볼 확률은 극히 적었다. 진료카드를 읽을 수 있는 환자는 아마도 극소수에 불과했을 것이다.

이처럼 외국어를 사용하는 것은 서양의학에 의존하는 교육현실 때문이기도 하지만, 진찰이나 검사결과를 환자에게 알리지 않기 위해서이기도 했다. '알려야 할 것은 알린다, 하지만 말해주지 않아도 되는 것은 가르쳐 주지 않는다' 는 것이 바로 전형적인 행태였던 것이다.

그러나 최근에는 우리말로 진료카드를 쓰는 의사들도 제법 많아졌다. 시험 삼아 의사가 작성하는 것을 한 번 엿보자. 또한 의사 책상 위에 컴퓨터가 놓여있는 경우에는 환자가 호소하는 내용을 듣고 키보드를 두드리거나 모니터를 보거나 하면서 검사결과에 관하여 이야기하는 의사도 있다. 이것이 전자 진료카드이다. 모니터가 환자 쪽에서도 보이는 경우에는 환자도 함께 화면을 보면서 이야기할 수 있으며 의사가 기록해넣는 내용도 볼 수 있다. 즉, 전자 진료카드는 병원 측에서 정보를 통일적으로 관리하고 있다는 것뿐만 아니라 환자에게 진료카드를 공개하고 있다는 뜻이기도 하다.

진료키드는 의사만의 것이 아니다. 환자가 자신의 검사결과나 의사 소견을 확인하기 위해 그리고 의사와 정보를 공유하기 위해서도 필요한 것이다. 또한 원칙적으로 진료카드는 환자의 소유이며 의료기관은 진료카드를 맡고 있을 뿐이라는 의견도 존재한다. 진료카드의 내용을 아는 것은 환자의 권리라는 인식이 상식으로 여겨지는 시대가 다가오고 있는 것이다.

만일 진찰을 받고 싶은 의료기관이 있다면 "이 병원에서는 진료카드를 공개하고 있습니까?"라고 접수처에서 확인해보자. "공개하고 있습니다."라고 말하는 곳이 있는가 하면 "특별한 경우에만 공개하고 있습니다." 또는 "공개하기 위해서는 개개인에 대한 심사를 하게 되므로 시간이 걸립니다."라고 말하는 의료기관도 있을 것이다. "보여드릴 수는 있지만 복사할 수는 없습니다."라고 할지도 모른다. 이처럼 아직 현실적으로 진료카드 공개가 전면적으로 이루어지고 있는 단계는 아니므로, 진료카드를 공개하고 있는 곳을 찾는 것도 병원 선택의 한 가지 요소가 될 것이다.

어느 진료과로 가면 좋을까?

병원에는 다양한 진료과가 있다. 위가 아프면 내과나 소화기내과, 부정출혈이 있다면 산부인과에 가야 한다는 것쯤은 누구나 알고 있는 것이다. 하지만 이유 없이 계속해서 나른하다거나, 현기증이 나거나, 손끝이 저리거나 하는 등의 증상이 있을 때 과연 어느 진료과로 가면 좋을지 곧바로 판단할 수 있는가?

때문에 큰 병원에 가면 대개 '종합안내' 라고 되어 있는 곳이 있다. 이것은 단순히 병원 내 화장실 같은 곳을 안내해주는 곳이 아니라 증상별로 적합한 진료과를 상담해주기 위한 곳이다. 외래 수간호사 등의 경험이 풍부한 베테랑이 환자가 호소하는 증상을 정리하여 적절한 진료과를 안내해줄 것이다.

최근에는 병원 진료과가 세분화되어서 환자들이 이해하기 어려운 요소들도 증가하고 있다. 외과, 정형외과, 성형외과를 예로 들어보자. I씨(28세, 여성)는 예전에 황당하고 창피한 경험을 한 적이 있다. I씨의 얼굴에는 조금 큰 흉터가 있는데 날씨가 추워지면 얼굴에 붉은 기운이 퍼지게 된다. 이 흉터를 어떻게든 없애야겠다고 마음먹은 I씨는 지역의 한 병원을 찾아가게 되었다. 자신의 차례가 되어 진찰실에 들어가 이야기를 하였더니 의사는 "이곳은 정형외과로 미용과 관련된 성형은 다루지 않습니다. 이 병원에 성형외과가 있으니 그곳에서 진료를 받으세요. 이따금 잘못 찾아오시는 환자분들도 있지요."라고 웃으면서 이야기해주었다고 한다. 그러나 I씨는 이 의사의 설명이 확실히 이해되지 않았다.

여기서 잠깐, 정형외과와 성형외과 그리고 외과의 차이에 대해 알아보자. 정형외과란 사람의 운동기관에 생긴 병이나 상처를 다루는 진료과로 요통, 어깨결림, 신경통, 관절통, 골절, 염좌, 타박상, 상처 등의 치료를 하는 곳이다. 성형외과는 크게 치료를 위한 경우와 미용을 위한 경우 2가지로 나눠볼 수 있다. 전자의 경우에는 기미, 반점, 화상, 켈로이드, 선천적인 이상(구개열, 구순열 등), 흉터, 사마귀, 피부종양, 암 수술 후의 변형(유방의 재건 등), 손톱 질병 등 다치거나 병으로 인해 생긴 피부상처를 치료하며 후자의 경우 질병에 의한 것이 아닌 피부 및 체형에서 신경 쓰이는 부분을 개선하여 준다. 최근에는 종합병원이나 대학병원의 성형외과에서도 미용성형을 하는 경우가 많아지고 있다.

외과는 알다시피 가벼운 상처에서부터 암에 이르기까지, 수술 등의 외과적 치료가 필요한 경우 진찰을 받는 진료과이다. 소화기외과, 흉부외과, 심장외과, 혈관외과, 호흡기외과, 내분비외과, 신장외과, 신경외과, 유선외과, 구강외과, 성형외과, 정형외과, 소아외과 등이 있다.

외과라는 이름이 붙는 진료과가 이렇게나 많으니 환자가 혼란스러워하는 것은 당연하다. 내과도 마찬가지이다. 내과, 종합내과, 신경내과, 순환기내과, 호흡기내과, 소화기내과, 신장내과, 내분비내과, 혈액내과 등 상세하게 세분화되어 있어 '도대체 어느 진료과로 가면 좋을까?' 하고 망설이게 되는 경우도 종종 있을 것이다.

내과는 본래 질병이나 가벼운 상처를 입었을 때 맨 처음 진찰을 받는 곳으로, 초기진료(primary care)를 받는 진료과이다. 현실적으로 일상생활 속에서 가장 많이 접하게 되는 과이기도 하다. 그렇다면 각각의 내과는 어떤 차이가 있는 것일까? 차근차근 알아보도록 하자.

① 순환기내과 : 심장, 혈관, 혈액 등의 질환을 다루는 진료과로서 고혈압, 고지혈증, 당뇨병, 협심증, 심근경색, 부정맥 등의 치료를 담당한다.

② 호흡기내과 : 다양한 호흡기 질환을 다루는 진료과로서 폐암, 폐기종, 폐렴, 결핵, 천식, 호흡부전 등을 치료한다.

③ 소화기내과 : 식도, 위, 장, 간, 췌장, 담낭 등의 소화에 관련된 장기의 질환을 다루는 진료과로서 각 장기의 암, 염증, 궤양 등의 치료를 담당한다.

④ 신경내과 : 뇌, 척수, 말초신경, 근육 등의 장애로 인해 일어나는 질병을 내과적으로 치료하는 곳으로 두통, 마비, 현기증, 근육의 탈력이나 위축, 보행장애, 불수의운동 등을 치료한다. 구체적으로는 파킨슨병, 근위축성측색경화증, 면역이상이나 당뇨병 등으로 인한 말초신경장애 등의 치료를 담당한다.

⑤ 신장내과 : 신장질환을 다루는 곳으로서 만성신부전증으로 인해 혈액투석을 해야 하는 환자는 신장내과의 인공투석센터에서 지도를 받게 된다.

⑥ 내분비내과 : 비만증, 당뇨병, 고지혈증, 고요산혈증, 바세도우병, 갑상선기능저하증 등 호르몬이나 대사계통의 질병을 다루는 전문내과이다.

⑦ 혈액내과 : 빈혈, 혈우병, 백혈병, 악성림프종 등을 치료한다.

각각의 내과에서 취급하는 병의 종류를 알면 자신의 상태에 알맞게 선택하는 것이 가능해질 것이다.

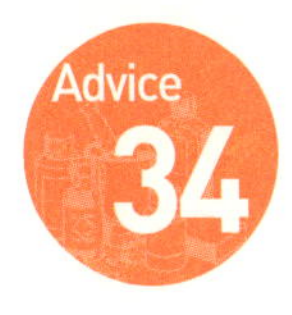

진찰 전에 준비해둬야 할 것

복통 때문에 근처에 있는 의원을 찾게 된 J씨(60세, 남성)는 의사가 하는 질문에 거의 답을 하지 못했다. 아픈 배를 계속 감싸 안고 있었다며, 몸도 마음도 피곤해 죽겠다고 이야기하는 것이 고작이었다. 하지만 J씨가 대답하지 못했던 질문은 절대로 어려운 것이 아니었다. 기껏해야 "어제와 그저께, 무엇을 드셨습니까?"라는 질문이었던 것이다.

식사에 관한 것은 부인에게만 맡겨놓고 있는 J씨는 "어제는 굴튀김이었던가, 아니 굴튀김은 그저께였지. 아니 4일 전이었던가. 생선회도 먹었었는데 그게 그저께였나, 어제였나……"라며 횡설수설했다. 곰곰이 잘 생각해보면 떠올릴 수 있을 정도의 간단한 것이지만 의사 앞이라 긴장하게 되었고, 긴장하면 할수록 더욱 생각이 나지 않았던 것이다.

이처럼 복통으로 진찰을 받을 때는 식사내용 정도는 메모하여 가는 편이 좋다. 복통이라고 해서 모두 같은 병은 아니기 때문이다. 식중독일 가능성도 있고, 적리(赤痢)나 콜레라일 가능성도 있으며 단순히 변비로 인한 통증일 수도 있다. 또는 긴급 수술을 요하는 질병일

지도 모르며 여성이라면 자궁외임신 등의 산부인과질환으로 인해 복통을 느낄 가능성도 무시할 수 없다. 이러한 많은 가능성을 하나씩 배제해 나가기 위해서는 적어도 3일 전 정도까지의 식사내용은 메모해가는 것이 필요하다.

배변의 횟수나 상태도 복통의 원인을 찾는 중요한 정보가 된다. 최근 해외여행을 다녀왔거나 추운 장소에 오래 서 있었다거나 임신할 가능성이 있다거나 하는 사실 등도 반드시 의사에게 전달할 수 있도록 미리 메모해두자. 열이 있어서 진찰을 받는 경우에는 '언제부터 몇 번 정도의 열이 있고 이외에 어떠한 자각증상이 있었는지' 에 관한 것이 중요하다. 하루 종일 열이 오르락내리락 한다거나, 어느 날은 열이 오르고 어느 날은 내렸다거나 하는 것은 미리 알아두면 진단을 위한 중요한 정보가 된다. 열이 오르는 방법에 따라서 질병을 유추할 수도 있기 때문이다. 말로 이야기하려면 정확하지 않을 수 있으므로 메모해서 가지고 가도록 하자. 또한 열을 잴 때는 식사로 인한 영향을 받지 않도록 하기 위해 식사 전에 재야 한다. 그리고 평상시 열이 어느 정도인지도 메모해두자.

생활습관병 등으로 인해 약을 복용하고 있다면 약을 지참하거나, 약의 이름을 메모해가거나, 조제약국에서 받은 약의 설명서를 지참하도록 한다. 고혈압 약을 복용하여 혈압을 낮추고 있다는 사실을 의사가 알지 못하면 '혈압은 정상수치' 라고 판단하여 진단 시에 영향을 미칠 수 있다. 또한 복용하고 있는 약과 새로 처방받게 되는 약이 잘 맞지 않아 부작용이 생기거나 효과가 떨어질 수도 있다. 이외에 비타민제나 철분제 등의 보조제를 적어가는 것도 잊지 않도록 하자. 한방약도 동일하다.

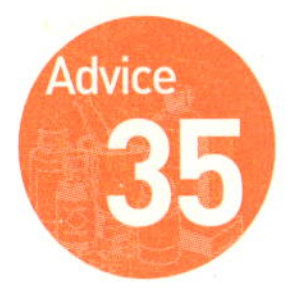

진찰을 받을 때 필요한 매너

진찰을 받으러 갈 때는 가능한 청결한 복장을 갖춰야 한다. 그렇다고 해서 열이 있는데도 목욕을 해야 한다는 뜻은 아니다. 최소한 깨끗한 옷으로 갈아입는 정도면 충분하다. 이것보다 명심해야 할 것은 벗기 쉬운 복장을 하고 병원에 가는 것이다. 청진기로 진찰할 때 편리하도록 앞여밈 옷을 입도록 하자. 옷을 벗는데 시간이 지체되면 다른 환자들의 대기시간도 길어지게 된다. 또한 대부분의 병원에서는 채혈실이나 X선검사실이 진찰실과 떨어져 있는데, 검사할 때마다 몇 분이나 걸려서 옷을 입고 벗고 하는 것은 대단한 시간낭비이다. 마찬가지로 옷을 벗고 입는데 시간이 걸리는 보정용 속옷도 피하도록 하자. 병원은 멋을 부리러 가는 곳이 아니기 때문이다. 의사에게 진찰받는 부분을 쉽게 보여줄 수 있는 복장도 중요하다. 예컨대 발목을 삐어서 진찰을 받을 때 타이츠나 팬티스타킹을 입고 있으면 별실에서 일부러 다시 벗어야만 한다. 이러한 경우에는 짧은 스타킹처럼 그 장소에서 곧바로 벗을 수 있는 것을 신도록 하자. 남성은 대기실에서 넥타이를 풀어 두면 그만큼 시간을 단축할 수 있다. 물론 넥타이를 묶는 것은 대기실에서 나온 후여야 한다.

또한 진찰을 받으러 갈 때는 화장을 하지 않고 가는 것이 상식이며 최소한의 매너이다. 전철을 타고 먼 병원에 가는 것이니 맨 얼굴은 창피하다는 사람이 있을지도 모르겠지만, 정확한 진찰을 하기 위해서는 피부상태나 안색도 중요한 판단기준이 된다. 제대로 진찰을 받고 싶다면 화장은 부차적인 것으로 생각하도록 하자. 퇴근하는 길이라 화장을 지울 여유가 없는 경우라도 입속이나 목의 진찰이 예상된다면 대기실에서 구강을 헹구어내는 정도는 해야 한다. 특히 피부과 진찰을 받을 때 화장은 금물이다. 화장을 하고 있으면 올바른 진단을 할 수 없다.

화장과 마찬가지로 향수도 진찰을 하는 데 방해가 된다. 환자가 발하는 특유의 구취가 진단하는 데 도움이 되는 경우도 있기 때문이다. 특히 간질환, 신장병, 당뇨병 등은 체내에서 악취물질을 만들어낸다. 간에서는 동물 같은 냄새, 신장에서는 암모니아 냄새, 당뇨병인 경우에는 달고도 신 냄새가 난다. 향수는 이러한 냄새를 느끼지 못하게 할뿐더러, 그 환자가 진찰실을 나온 다음까지도 향이 남아 다른 환자의 진단에까지 영향을 끼치게 된다. 손톱의 상태도 진단을 하는 데 도움이 되므로 매니큐어도 지우고 가는 것이 매너이다.

증상을 정확하게 이야기하는 비결

어느 내과 의사로부터 이런 이야기를 들은 적이 있다. 처음 내원한 환자인 K씨는 "오늘은 무슨 일로 오셨습니까?"라는 의사의 질문을 받고 기다리기 힘들었다는 듯 "사실은 5년 전에 위암수술을 받았는데 그 때 위의 절반을 절제하였습니다. 정기적으로 진단을 받고 있으며 지금은 재발할 조짐이 없다고 합니다만 그래도 최근에 식욕이 떨어졌습니다."라며 이야기를 시작했다고 한다.

이 의사는 반사적으로 '위 내시경검사를 해야 하려나?' 하고 생각했다고 한다. 그러나 K씨는 "그런데 그건 아무래도 여름을 타서 그런 것 같고, 날씨가 조금 서늘해지니까 식욕이 다시 좋아졌습니다. 지난 5년 동안 정말이지 많은 질병을 앓았습니다. 피부에 심한 습진이 생긴 적이 있고, 감기는 계속해서 걸렸고, 폐렴으로 입원한 적도 있었습니다. 그때는 기침이 멈추질 않아서 너무 고생을 했습니다. 지금도 감기에 걸리면 기침이 너무 심합니다. 쌕쌕하는 쇳소리가 날 정도거든요."라고 신세한탄을 하더라는 것이다.

그래서 "지금 기침이 나온다는 말씀이십니까?"라고 물었더니 "아니요, 지금은 감기에 걸리지 않았어요.”라고 대답했다고 한다. 더 이상 참을 수 없게 된 의사가 “그러면 오늘은 무슨 일로 오신 건가요?”하고 물었더니 “사실은 변비에 걸려서요. 지금까지 이런 적은 없었거든요. 저는 잔병치레를 많이 해서 너무나 걱정이에요.”라고 지금까지의 이야기와는 전혀 상관없는 증상을 호소했다는 것이다. 의사는 K씨의 예를 들며 다음과 같이 말했다.

“이런 환자들이 상당히 많습니다. 자신의 증상에 대해서 신경이 쓰이는 것은 알겠지만, 변비로 진찰을 받으러 와서 피부 습진이나 폐렴 이야기처럼 필요없는 이야기들을 하는 건 이해되지 않습니다. 다른 환자들을 기다리게 할 뿐이에요. 솔직히 말해서 의사 입장에서도 피곤합니다.”

의사가 환자로부터 많은 정보를 얻고자 하는 것은 사실임에 틀림없다. 하지만 의사가 필요로 하는 정보와 환자가 말하는 것들은 일치하지 않는 경우가 많다. 이쯤해서 의사가 필요로 하는 정보를 전달하는 방법에 대해 알아보도록 하자.

✚ 가장 신경 쓰이는 증상을 이야기한다.

어디가 아프다, 어떤 식으로 아프다 등 가장 신경이 쓰이는 증상을 전달한다. 통증의 종류를 알기 쉽게 표현하면 의사에게 전달하기 좋다. 욱신욱신, 지끈지끈, 콕콕, 시큰시큰, 쌀쌀 등의 표현들을 사용하는 것도 좋은 방법이다. 찌르는 것처럼, 도려내듯이, 조여드는 것처럼, 쪼개지는 것처럼, 갑자기 얻어맞은 것처럼 등과 같이 일상생활에서 사용하는 말로 표현하는 것도 도움이 될 것이다.

✚ 대략 언제부터 증상이 생겼는가?

증상이 나타난 일시를 정확하게 전달한다.

✚ 증상은 어떤 식으로 변화하였는가?

증상이 변하지 않았다, 심해졌다, 약간 좋아졌다, 나빠졌다가 다시 좋아졌다는 등 그 후의 변화를 이야기한다.

✚ 어떤 때 주로 증상이 생기는가?

아침에 일어났을 때, 저녁, 자고 있을 때, 걷고 있을 때, 앉아 있을 때, 몸을 숙였을 때, 식전, 식후, 일정하지 않음, 주기적(몇 분, 몇 시간 간격)으로 등과 같이 언제 그런 증상을 느끼는지 자신이 아는 대로 이야기한다.

✚ 그 밖의 증상을 전달한다

발열, 기침, 가래, 동계, 숨이 참, 헛구역질, 구토, 속쓰림, 설사, 변비, 어깨결림, 뒷목의 통증, 귀울림, 혀가 잘 움직이지 않는 것 등 가장 심한 증상과 관계가 없는 것으로 여겨지는 증상에 대해서도 간략하게 전달한다. 전혀 관계가 없어 보이는 증상을 통해 현재 증상을 일으키고 있는 질병의 실마리를 얻을 수 있는 경우가 있기 때문이다. 단, 간결하게 이야기하도록 한다.

✚ 어떤 조치를 취하였는가?

진통제를 복용했는지, 소화제를 복용했는지, 파스를 붙였는지 등 증상을 완화하기 위해 취한 조치가 있다면 보고하도록 한다.

이러한 내용은 환자가 일방적으로 이야기하기보다는 대부분 의사와 대화 중에 하게 된다. 제대로 전달할 자신이 없는 경우에는 증상을 메모하여 의사에게 건네주는 방법도 있다. 이런 경우 의사가 잘 읽을 수 있도록 항목별로 적는 것이 좋다. 부족한 정보, 조금 더 자세한 정보에 대해서는 의사가 질문할 것이므로 완벽한 메모를 할 필요는 없을 것이다.

최근에는 텔레비전에서도 건강이나 질병을 다루는 기회가 많아지다 보니 "아무래도 간암인 것 같아요."라며 제멋대로 병명을 붙이는 환자들도 많아졌다. 많은 의사들이 이런 경향에 대해서는 달리 방법이 없다고들 하는 것 같은데 자신의 병명을 제멋대로 붙이고 병을 고집하는 환자들을 대할 때는 유달리 힘이 든다고 한다.

진찰을 받을 때는 유연한 기분으로 대처하도록 하자. 만에 하나 의사가 내린 진단을 받아들일 수 없을 때는 다른 의료기관에서 세컨드 오피니언(2차 소견)을 구하는 것도 방법이다.

만성질환으로
통원치료를 해야 할 때

당뇨병이나 고혈압, 통풍 등의 생활습관병은 이름 그대로 평소 생활관리가 증상에 커다란 영향을 끼친다. 약을 복용한다고 해서 해결되는 것이 아니라는 점이 생활습관병의 특징이다. 때문에 효과적인 치료를 위해서는 의사와의 커뮤니케이션이 중요하다.

일반적으로 당뇨병 등으로 인해 통원치료를 하다 보면 의사로부터 "변화는 없으십니까?"라는 질문을 받게 될 것이다. 지난번 진찰을 받은 이후로 아무런 변화가 없다면 "네, 별다른 변화는 없습니다."라고 대답하면 되고, 몸에 변화가 있다면 "요 며칠, 왠지 모르게 나른하게 느껴집니다."라든가 "얼마 전에 산책을 하던 중에 손발이 떨리더라고요." 등으로 정확하게 전달한다. 이처럼 상세한 변화를 의사와 환자가 공유하는 것은 생활습관병 치료에서 빠져서는 안 되는 것이다.

그러나 '이런 것까지 보고할 필요는 없을 거야.' 라고 함부로 판단하거나 '이렇게 말하면 선생님이 또 화내실지도 몰라.' 라며 무언가를 숨기려고 하는 경우도 있다. 예를 들어 매일 산책해야 한다는 조언을 들었는데도 불구하고 전혀 하지 않고서는 '네, 산책은 하고 있습니다.'라고 허위로 보고하는 사람들도 종종 있다. 약을 복용하는 것을 잊어버린 경우에도 마찬가지이다. 그러나 만성질환인 경우 함부로 판단하거나 거짓말을 하는 것은 금물이다. 혈당이나 혈압을 조사하면 폭식이나 과음, 운동부족도 일목요연하게 드러나므로 무엇보다도 정직하게 이야기하는 것이 치료의 기본이라는 것을 명심해야 한다. 의사가 화를 낼지도 모른다는 아이 같은 생각은 결국 자신의 질병을 악화시키는 것밖에 되지 않는다.

또한 '이런 것까지 이야기할 필요는 없을 것'이라는 판단도 금물이다. 병과 전혀 관계가 없는 것으로 여겨지는 증상을 통해서도 합병증이 발견될 수 있기 때문이다. '최근 들어 눈이 좀 이상한 것 같은데 내과 선생님한테는 이야기해봤자 어쩔 수 없는 거겠지. 조만간 안과에 가봐야겠다.'라고 판단해서 눈의 상태를 이야기하지 않았다가 당뇨병성 망막증이 진행되어 버릴 수도 있다.

상황에 따라선 '의사가 바빠서 쓸데없는 것까지 이야기할 분위기가 아니다.'라고 느껴질 수도 있다. 그렇다면 통원하는 요일이나 시간대를 바꾸어보는 것은 어떨까? 일반적으로 휴진일 다음날은 붐빈다. 또한 진료시간이 끝나기 직전이라면 의사와 느긋하게 이야기할 만한 시간적인 여유가 없을 것이다. 접수처 담당자에게 "선생님과 여유롭게 이야기할 수 있는 때는 무슨 요일 몇 시쯤인가요?" 하고 물어보도록 하자. 평판이 좋은 병원은 환자가 적은 시간대가 거의 없을지도 모른다. 하지만 그래도 굳이 붐비는 요일이나 시간대를 택해 가는 것은 피할 수 있을 것이다.

인폼드 콘센트란 무엇인가?

인폼드 콘센트(informed consent)라는 용어를 들어본 적이 있는가? 인폼드 콘센트란 '의사의 설명과 환자의 동의' 또는 '설명을 들은 다음에 동의하기'나 '의사는 치료나 처치에 대해 필요한 정보를 환자에게 제공하고, 환자는 이것을 선택 또는 동의한 후에 치료를 받는다.' 등으로 번역되는 말이다. 그러나 우리나라 의료에서는 아직 인폼드 콘센트에 대한 역사가 짧아 많이 사용되지 않는 경향이 있다.

최근까지도 치료는 의사에게 맡기면 된다는 생각이 주류를 이뤄왔던 것이 사실이다. 의사는 전문가이고 자신은 비전문가이니 '선생님에게 맡겨두면 문제가 없을 것이다. 공연히 참견하는 게 오히려 실례이다.'라면서 치료나 처치에 대해서는 물어보려고도 하지 않으며, 의사에게 생명을 위임해버리는 것이 일반적인 환자들의 모습이었다. 이런 풍토가 만연하다보니 심지어는 검사나 수술을 받을 때도 "이 검사는 바로 끝납니다."라든지 "이 수술은 그다지 어려운 것은 아니에요."라는 식으로 애매한 설명만 듣게 되는 경우도 있었다.

그러나 아무리 간단히 끝나는 검사라고 해도 전혀 위험하지 않은 것은 없다. 검사 후에 열이 생기거나 속이 울렁거리고, 몸 상태가 나빠지거나, 경우에 따라서는 생명을 잃게 되는 경우도 있을 수 있다. "이번 검사는 금방 끝나는 것이지만, 드물게 발열이나 헛구역질이 생기는 경우도 있습니다."라는 설명을 의사에게서 미리 듣게 되면 "꼭 해야 하는 검사인가요?"라는 질문을 할 수도 있을 것이다. "네, 환자분의 증상이 무엇 때문인지 확인하기 위해 필요한 검사입니다. 말씀드린 부작용은 만 명 중의 한 명꼴로 나타나는 것이니 안심하셔도 좋습니다."라고 설명을 들으면 질병의 치료와 검사의 부작용을 저울질하면서 판단하게 된다.

즉, 인폼드 콘센트란 의료의 출발점이 의사가 아닌 환자가 되는 것이라고 할 수 있다. 이러한 '설명과 동의'를 중시하게 된 것은 암의 치료는 물론이거니와 다양한 분야에서 치료방법이 다양해지며 그만큼 선택지가 많아진 것도 하나의 원인이다. 그러나 현실적으로는 의료과실에 대비해 '인폼드 콘센트는 환자의 동의를 얻은 각서와 같은 것'이라는 생각을 의사 측에서 가지고 있다는 것도 부정할 수 없다. 의사와 환자가 2인3각을 하듯 적절한 치료를 함께 해나가기 위해서는, 의사와 환자 쌍방이 진정한 의미에서 인폼드 콘센트를 하려는 의식을 가지고 있는가 하는 점이 중요하다.

치료방법에 수술과 투약 2종류가 있다면 수술의 장점과 단점, 약으로 치료하는 것의 장점과 단점에 대해서 의사가 알기 쉽게 환자에게 이야기하고 환자는 자신의 생활방식이나 앞으로의 삶 등을 고려한 후에 판단하는 것이 진정한 의미의 인폼드 콘센트인 것이다.

인폼드 콘센트에서
주의할 점

L씨(42세, 남성)는 위가 좋지 않아 병원을 찾았다가 위암이라는 검진결과를 받았다. 회사에서는 책임자급 위치에 있고, 가정에서는 중학생과 고등학생 자녀를 둔 L씨는 앞일을 생각하니 순간적으로 눈앞이 새카매졌다고 한다. 그러나 위암 선고를 받고 난 후, 의사가 해주는 설명을 듣고서는 질병과 맞서 싸울 의지가 강해졌다.

"무엇보다 주치의가 이해하기 쉽게 말해준 것이 큰 도움이 되었습니다. 수술, 항암제를 사용하는 화학요법, 방사선요법 등의 치료법을 알기 쉽게 설명해주었고 각각의 장점과 단점에 대해서도 잘 이해할 수 있게 설명해 주었습니다. 만일 '잘라야 합니다, 자르는 방법 밖에 없습니다.' 같은 일반적인 이야기를 들었더라면 가족이나 일은 어떻게 해나가야 좋을지 불안에 휩싸여 죽음의 공포마저 느꼈을 것 같습니다. 그러나 '환자분의 질병을 낫게 하기 위해 함께 생각해 봅시다, 그리고 최적의 방법을 찾아봅시다.' 라며 다양한 치료법들의 장단점을 이야기해주는 주치의의 말을 듣다 보니 질병과 맞서 싸워야겠다는 기분이 생겨났습니다. 물론 암이라는 진단은 굉장

한 쇼크였습니다. 하지만 제 스스로가 수술이라는 치료를 선택한다
는 기분이 들었기 때문에 살 수 있을 것 같았습니다."

L씨의 이야기에는 인폼드 콘센트를 받는 데 있어 중요한 힌트가 군
데군데 들어 있다. 주의할 점을 정리해보자.

✚ 이해하기 쉬운 말로 설명을 듣는다

"환자분의 경우에는 내시경으로도 종양마커로도 위암 스테이지 2
기를 나타내는 결과가 나왔습니다. 장막침윤이 보이지만 림프절로
의 전이는 보이지 않습니다. 내시경적 절제는 어려우므로 유문쪽
위절제를 하는 방향으로 진행하는 것이 좋을 것 같은데 수술에 동
의하십니까?"

의사가 이런 식으로 이야기했을 경우, 자신의 위가 어떠한 상태에
있는지 이해할 수 있겠는가? 전문용어를 마구 사용하는 설명을 완
벽하게 이해할 수 있는 것은 의사뿐이다. 보통 사람이라면 단지
'수술이 필요하다' 는 정도밖에 알아차리지 못할 것이다.

그러나 이는 자신의 몸에 관한 것이므로 이해하지 못하는 점은 반
드시 이해할 수 있을 때까지 설명을 요구해야 한다. 의미가 불분명
한 전문용어가 나온다면 "그것은 무슨 뜻인가요? 조금 더 이해하기
쉽게 설명해주세요."라고 확실하게 말하도록 하자.

자신의 병이 앞으로 어떤 식으로 진행될지 그리고 어떻게 치료해
나갈 것인지 등 앞으로의 과정을 듣는 것도 중요하다. 예컨대 치과
의사에게서 "환자분의 치주병은 상당히 진행되어 있습니다. 한동
안 병원에 나오셔야 할 것 같습니다."라는 말을 듣는다면 어떻게
해야 할까?

한동안이라고는 하지만 언제까지 다녀야 한단 말인지, 어떤 치료를 하는 것이며 이를 빼야 하는 건 아닐지 여러 가지 의문점이 생길 것이다. 물론 치료를 시작해보지 않고서는 대답할 수 없는 부분도 있겠지만, 현 시점에서 알 수 있는 것들에 대해 정확한 설명을 듣도록 하자.

✚ 여러 가지 선택 가능성에 대해 물어보자

질병이 무엇이냐에 따라 선택할 수 있는 치료방법이 여러 가지인 경우도 있다. 앞에서 언급한 L씨라면 위암수술을 받거나, 항암제를 사용하거나, 방사선요법을 사용하거나 또는 몇 가지 방법을 함께 병행하는 등의 선택사항이 있을 것이다. 이럴 때는 각각의 장단점에 대한 정확한 설명을 듣는 것이 중요하다.

감기 같은 일상적인 질병도 마찬가지이다. 인폼드 콘센트라고 하면 암과 같이 중대한 질병일 때 하는 것이라는 이미지가 있는데 사실은 그렇지 않다. 치아나 피부병을 치료하는 경우 또는 감기이건 간에 원칙적으로는 필요한 것이다. 만일을 위해 항생물질을 복용하라는 말을 듣고 그냥 그대로 따랐는데 심한 설사로 고생하는 등의 부작용이 나타나는 경우도 있다. 따라서 그 약이 정말 필요한 것인지, 이외에 치료방법은 없는지, 복용하지 않는 경우에는 어떻게 되는 것인지 등 작은 병이라고 해서 무시하지 말고 몇 가지 선택사항을 물어보는 용기도 필요하다.

✚ 의사의 설명을 메모한다

의사가 하는 이야기는 가능한 메모하도록 하자. 그 자리에서는 전부 이해했다고 생각되더라도 집에 돌아오면 '검사수치가 얼마였더라.’ 등과 같이 아리송해지는 경우가 있기 때문이다. 그러나 검사 결과를 하나씩 받아 적으려고 하면 시간만 걸리고 폐를 끼치게 될 수 있다. 그런 경우에는 검사결과를 복사해 달라고 부탁하자. 대개 의 경우에는 복사를 해줄 것이다. 또한 이해가 잘되지 않는 부분에 대해서는 간단한 그림으로 그려서 설명해 달라고 하자.

아무리 이해하기 쉬운 말로 인폼드 콘센트를 받는다 해도 의사조차 망설여지는 치료법 선택을 환자가 스스로 해내기는 어려운 것이 사 실이다. 또한 의학적 지식이 없는 환자에게 올바르게 설명하는 것 도 어려운 일이다. 특히 암과 같이 중대한 질병일 경우에는 중병이 라는 사실만으로도 너무나 혼란스러운 상태라, 정확하게 이해하고 선택하고 동의하는 것은 어려울 수밖에 없다. 바론 이런 점이 인폼 드 콘센트의 난점이라고 할 수 있을 것이다.

그러나 치료 주체가 환자 자신이라는 것은 분명한 사실이다. 이것 을 이해하지 못한 채로 또는 받아들일 수 없는 상태로 치료받았다 가는 나중에 후회하게 될 수도 있다. 가벼운 질병이든 중대한 질병 이든 자신이 납득할 수 있는 치료를 받는 것이 가장 중요하다.

암 선고를 받았을 때 확인해 볼 사항

Advice 40

위암 선고를 받고 수술을 받은 L씨의 이야기를 계속해보자. L씨와 의사는 위에 이상이 있는 것을 감지하고 진찰을 받는 단계에서부터 부지불식간에 인폼드 콘센트를 시작하였다. 인폼드 콘센트라고 해서 거창한 프리젠테이션을 상상할 필요는 없다. 아래와 같은 대화 내용이라면 충분히 인폼드 콘센트를 받았다고 볼 수 있을 것이다.

"내시경으로 위 속을 보도록 합시다. 이 검사는 일반적으로는 위 카메라라고 불리는 것입니다."

"그 검사로 무엇을 알 수 있나요?"

"위의 표면이 어떤 상태인지, 카메라를 통해서 볼 수 있으므로 직접 보는 것처럼 위의 이상상태를 환하게 알 수 있습니다."

"꼭 필요한 검사인가요?"

"펩시노겐법이라는 혈액검사를 통해 만성위염이 있다는 사실은 이미 말씀드렸습니다. X선검사를 통해 만성위염이 어떤 상태인지 알아보는 것도 하나의 방법이기는 하지만 감도가 떨어져서 판정이 정확하지 않은 편입니다. 위 내시경는 일목요연하게 볼 수 있으므로 어떤 검사보다도 정확하게 진단할 수 있습니다."

"검사가 무척 고통스럽다고 하던데요."

"약간의 고통이 따르기 때문에 싫어하는 환자들이 많은 것은 사실입니다. 특히 내시경이 목의 안쪽을 통과할 때에 반사적으로 구역질이 생길 수 있어요. 또한 위가 공기로 인해 붓게 되므로 팽만감을 느끼게 되는데 이것을 싫어하는 환자분들이 있습니다. 그리고 목에 관을 넣는 것이므로 이물감을 느끼게 됩니다. 위 속을 카메라로 살펴보는 이물감도 있습니다. 그러나 삽입하기 전에 약간의 마취를 하여서 고통을 덜어드릴 겁니다. 긴장을 많이 하는 분에게는 진통제를 처방하는 방법도 있습니다."

"필요한 검사라는 것은 알겠습니다만, 위험하진 않은지요?"

"드물기는 하지만 검사 후에 열이 나거나 하는 경우도 있습니다. 하지만 그것은 위 내시경 경험이 적은 의사가 한 경우입니다. 저는 연간 100여 건 이상 위 내시경검사를 하고 있으므로 그런 걱정은 하지 않으셔도 됩니다."

"알겠습니다. 잘 부탁드립니다."

L씨와 의사의 대화에는 검사의 목적을 정확하게 설명하고 이해하며 장점과 단점, 위험성 등을 확인하고 받아들인 후에 검사를 하는 인폼드 콘센트의 대원칙이 정확하게 담겨져 있다.

그리고 내시경검사 후, 의사는 L씨에게 암을 고지하였고 치료법에 대해서도 상세하게 설명하며 수술을 권하였다. 이때 이루어진 대화의 요점은 다음과 같은 것이었다.

① 암은 어디에 생겼나요?

② 암 조직의 크기는 어느 정도입니까?

③ 암의 진행 정도는 어느 정도입니까?

④ 치료가 쉬운 암인가요 아니면 어려운 암인가요?

⑤ 치료법에는 어떤 것들이 있습니까?

⑥ 수술을 권하는 이유는 무엇입니까?

⑦ 수술을 받을 경우 생존률은 어느 정도인가요?

⑧ 수술은 어느 정도나 위험한 것입니까?

⑨ 수술의 단점은 무엇입니까?

⑩ 수술을 받지 않으면 어떻게 되나요?

⑪ 수술 이외의 치료법은 없습니까?

⑫ 화학요법이나 방사선요법도 하는 것입니까? 한다면 효과는 어
　느 정도입니까?

⑬ 입원기간은 얼마나 될까요?

⑭ 언제쯤 사회복귀가 가능할까요?

⑮ 세컨드 오피니언(2차 소견)을 위해 데이터를 건네주실 수 있는
　지요?

만일 자신이 암이라는 사실을 알게 되었다면, 위와 같은 점을 반드시 확인하는 것이 중요하다. 이러한 내용들은 일반적으로 의사가 순서에 따라 설명해주게 된다. 그러나 만일 이해되지 않는 점이 있거나 의문이 생긴 경우에는 대강 넘기지 말고 정확하게 질문하도록 하자. 난해한 의학용어에 혼란스러워해서는 안 된다.

또한 조기암이니 곧바로 수술을 하자는 권유를 받았다면 '곧바로' 라는 말은 어느 정도의 여유(연기)가 있는 것인지 반드시 확인해야 한다. 병소(病巢)가 퍼지는 것을 막기 위해서 '하루라도 빨리' 라는

의미일 수도 있으며 1~2주 정도 후까지를 상정한 '곧바로' 라는 뜻
일 수도 있기 때문이다. 침대가 비는 즉시라는 의미인 경우도 있다.
수술을 결정하게 되면, 환자는 자신이 하던 일의 인수인계나 가사
일의 의뢰 등 해야 할 일이 산더미처럼 많아진다. 만일 의사가 고지
한 수술날짜가 적당하지 못할 경우에는 '수술을 연기하는 것이 가
능한지' 그리고 '연기할 경우에 암이 퍼지는 것은 아닌지' 등을 물
어보도록 하자.
집에 돌아온 후에 미처 물어보지 못한 점이 생각났다면 전화로 문
의하는 것도 하나의 방법이다. 그러나 바쁜 진찰시간대는 피하는
것이 최소한의 매너이다. 병원에 따라서는 이름이 동일한 환자와
혼동될 위험이 있다는 이유로 전화문의에 응하지 않는 곳도 있으므
로 알아둔다.

치료에 대해 의문이 있을 때

현재 받고 있는 치료에 의문이나 불만이 있어도 환자는 좀처럼 의사에게 자신의 기분을 전달하지 못하는 경향이 있다. '이렇게 하면 괜히 선생님 기분을 상하게 하는 것이 아닐까?' 또는 '의사가 싫어해서 치료를 잘 안 해주면 어쩌나' 등의 염려로 너무 조심하게 되는 것 같다.

그러나 자신의 몸에 관하여 걱정하는 것은 환자로서 당연하다. 의문이나 불안, 불만 등을 이야기했다고 해서 감정을 상하는 의사라면 환자 쪽에서 먼저 의료를 거절하면 되는 것이다. 단, 환자 자신이 피상적인 지식에 이리저리 휘둘리게 되면 의사도 사람이기 때문에 감정이 상하는 경우도 있을 수 있다. 의문이나 불만, 불안함 등이 있다면 솔직하게 물어보도록 하자.

M씨(58세, 남성)는 회사 정기검진에서 고혈압이라는 사실을 알게 되었다. 의료기관에서 재검진해 보라는 말을 듣고 근처에 있는 내과병원을 찾아간 그는 의사로부터 "매일 산책을 하세요. 영양사에게 연락을 해두었으니 식사 지도를 받으시고요. 우선 체중부터 줄

입시다."라는 처방을 받았다. 그러나 그의 머릿속에는 '약을 복용하지 않아도 되는지, 산책과 식사만으로 충분할지?'라는 생각이 떠나지 않았다.

집에 돌아와서 의사가 한 말을 부인에게 이야기하자, 텔레비전 건강 프로그램을 자주 보는 부인은 "딱 맞는 말이네요. 앞으로 함께 산책하고 다이어트도 해요."라며 맞장구를 쳤다고 한다. 하지만 M씨는 잘 납득이 되지 않았다. 회사 동료에게도 똑같은 이야기를 했더니 "저는 강압제를 복용하고 있어요. 하루에 2번만 복용하면 혈압을 안정시킬 수 있어요. M씨도 약을 복용해 보세요."라는 말을 하는 것이었다. 고혈압 치료는 곧 강압제라는 생각을 하게 된 M씨는 다음날 바로 다시 의사를 찾아갔다.

"선생님, 제 친구도 혈압이 높은데 강압제를 복용하고 있더라고요. 저와 혈압이 거의 같은 친구이거든요. 어째서 저는 운동과 식사만으로 충분한 것인가요? 약은 필요하지 않나요?"

그러자 의사는 다음과 같이 대답했다.

"제가 운동과 식사 개선을 권했던 것은 M씨의 고혈압이 비만에 의한 것으로 판단했기 때문입니다. 비만을 해소하면 혈압은 확실하게 내려갈 겁니다."

"그래도 뇌졸중이 걱정돼서요. 약을 처방해주실 수는 없습니까?"

"약을 복용하면 확실히 혈압을 컨트롤할 수 있습니다. 그러나 현재의 체중으로 똑같은 생활을 계속한다면 고지혈증이나 당뇨병 등의 병에 걸릴 확률이 대단히 높아집니다. 고혈압이라고 해도 사람마다 조금씩 다 다르기 때문에 당연히 치료방향이 달라지는 것입니다."

의사의 말을 듣고는 '그럴 수도 있겠다.'고 생각한 M씨는 부인의

협조로 운동을 하고 식사도 개선하여 6개월 후에는 표준 혈압에 가까워졌다. 만약 의문을 제대로 해소하지 못했다면 M씨는 의사의 처방을 열심히 따를 수 없었을 것이고, 결과 또한 좋지 못했을 것이다. 이처럼 치료방침에 관하여 환자 자신이 이해할 수 있어야 효과적인 치료가 가능하다는 사실을 잊지 말자.

세컨드 오피니언이란
무엇인가?

방금 소개했던 M씨는 병원을 두 번째 방문하였을 때 의사의 답변을 듣고 어느 정도 납득은 했지만, 다른 의사의 소견도 듣고 싶어 근처내과병원을 찾았다. 그리고 마치 처음 고혈압을 알게 된 것처럼 진찰을 받았는데 그 의사의 의견도 완전히 동일했다.

"체중을 줄이면 해소될 가능성이 높으므로 약을 복용할 필요는 없습니다. 약을 복용하기 시작하면 그야말로 평생 약을 떼어놓지 못하게 됩니다."

병원에서 돌아오는 길에 M씨는 '2명의 의사가 하는 말이니 맞겠지.'라고 생각하고 긍정적인 마음으로 운동과 식사개선을 실천해 나가야겠다고 결심했다.

M씨가 한 행동은 세컨드 오피니언(second opinion)으로서, 이는 '2차 소견'이라는 뜻이다. M씨의 경우에는 최초에 진찰을 받은 의사에게 아무것도 알리지 않고 다른 의사에게 갔기 때문에 동일한 검사를 2번 받게 되므로 비용도 수고도 2배로 들게 돼버렸지만, 본래는 담당의에게 진료 데이터를 요구할 수 있다.

최근 세컨드 오피니언은 환자의 권리로 받아들여지고 있다. 주치의의 치료방침이 정말로 올바른 것인지, 설명은 맞는 것이며 내 자신에게 보다 잘 맞는 치료법은 없을지, 수술이 정말로 필요할지 등에 관해 판단이 서지 않을 때 다른 의사의 의견을 듣고자 하는 것은 의사에 대한 배신이 아니라 환자의 권리인 것이다. 애매한 기분으로 치료를 받아서 좋을 것은 없다. 의문을 느낄 때 또는 판단이 잘 서지 않을 때는 세컨드 오피니언을 받는 것을 고려해보자. 그럼 세컨드 오피니언을 받을 때의 주의사항에 관해 살펴보겠다.

✚ 의사에게 미안한 마음을 버리자

치료해주고 있는 주치의에게 미안하다든지 의사의 진단을 의심하는 말은 차마 할 수가 없다거나 다른 의사 의견도 들어보고 싶다고 말하면 앞으로 이 의사와 관계가 나빠지지는 않을까 하는 식으로 염려하는 것은 금물이다. 설령 의사로부터 충분한 설명을 들었더라도 자신이 그 치료를 해야 하는지 아닌지 결정을 내릴 수 없는 경우도 있기 때문이다.

세컨드 오피니언은 의사에 대한 불신을 표명하는 것이 아니라는 사실을 확실하게 인식하는 것이 세컨드 오피니언의 출발점이다.

✚ 세컨드 오피니언이 필요하다는 사실을 확실하게 알린다

세컨드 오피니언을 받고 싶어도 의사에게 어떻게 알려야 할지, 대단히 망설여지게 될 것이다. 아직 세컨드 오피니언이란 것이 생소하기 때문에 용기가 필요하겠지만, 그렇다고 해서 이러저러한 변명을 늘어놓을 필요는 없다.

예컨대 수술 권유를 받게 되어 망설이고 있을 때에는 '세컨드 오피니언을 받고 싶습니다.'라고 솔직하게 알리도록 하자. 체면을 구긴 것처럼 싫은 얼굴을 하거나 '그럴 거면 마음에 드는 곳으로 가서 치료를 받으시죠.'라며 무책임한 태도를 보이는 의사라면 환자 중심의 의료를 하고 있지 않다는 증거이다. 그런 의사에게는 의리를 지킬 필요가 없다.

✚ 검사 데이터를 빌린다

앞에서 언급했던 M씨와 같이 몰래 다른 의사로부터 진찰을 받게 되면 같은 검사를 2번 받아야만 한다. 간단한 검사라면 몰라도 힘들게 고생하면서 위 내시경을 2번이나 받거나 여러 번 X선검사를 받으면서 과도하게 방사선에 노출시키는 것은 절대로 현명한 방법이 아니다.

세컨드 오피니언을 받겠다고 결심한 경우에는 의사에게 소개장(진료정보 제공서)을 받고 싶다고 말하도록 하자. 소개장에는 지금까지의 치료경과나 검사결과, 처방받은 약 등의 정보가 기재되어 있다. 또한 지금가지 한 검사기록이나 복사본, X선검사나 CT 등의 화상기록을 빌리고 싶다고 부탁하는 것도 중요하다.

✚ 새로 진찰 받을 곳을 찾는다

다른 의사의 의견을 들어보고 싶다고 해도 지금까지 진찰을 받은 의사보다 지식도 경험도 나을 게 없는 의사의 의견을 듣는 것은 아무런 도움이 되지 않는다. 그러나 어느 병원의 어느 의사에게 세컨드 오피니언을 구할 것인가? 주치의가 '당신의 질병이라면 이 병원의 ○○선생님이 좋을 거예요.'라고 세컨드 오피니언 받을 곳을 소개해주면 좋겠지만 이런 경우는 아직 매우 드물다.

일반적으로 세컨드 오피니언을 받는 병원으로 가장 유력한 후보가 되는 것이 전문병원이다. 소화기질환이라면 소화기전문병원, 요통이나 관절통이라면 정형외과병원과 같은 전문병원을 선택하는 것이 타당한 의견을 말해줄 가능성이 높다.

또한 병원의 치료실적도 참고가 된다. 만일 이러한 내용을 공개하고 있는 병원이라면 인터넷이나 병원의 팸플릿 등을 통해서 알 수 있을 것이다. 어느 정도 마음에 드는 병원이 생기면 적극적으로 정보를 모으는 것이 중요하다.

인터넷에서 병원을 찾을 때 주의할 점

인터넷의 보급으로 병원을 찾는 것이 상당히 편해졌다. 알고 싶은 병원의 이름을 검색하면 해당 페이지가 나오며 각각의 페이지에서 다양한 정보들을 얻을 수도 있다. 많은 병원들이 진료시간대, 각 진료과 의사들의 진찰예정, 교통안내, 간호 방침이나 시스템, 입원안내 등을 기재하고 있는데 이러한 정보를 미리 얻어두면 헛걸음을 하지 않아도 된다. 또한 각 진료과의 진료내용이나 치료에 대한 대응방법이 소개된 경우도 있어서, 어느 정도는 치료방침을 이해할 수도 있다. 다양한 홈페이지들을 검색하는 동안 각 병원의 중점사업과 진료과 등에 관해 정보를 읽어내는 능력도 좋아질 것이다.

그러나 인터넷은 어떤 의미에서 일방통행과도 같다. 기재되어 있는 정보가 반드시 올바른 것이라고 장담할 수 없다는 사실을 확실히 인식해둘 필요가 있다. 예컨대 '최신 검사기기를 갖추고 있다'고 쓰여 있어도 그것이 의학상식적으로 정말 최신의 것인지 또는 아직 평가가 이루어지지 않은 '최신'의 기기인지는 환자가 판단할 수 없는 것이다. '획기적인 치료약'이라 대대적으로 선전하더라도 과학적으로 근거가 있는 치료약인지 단순한 건강식품인지도 알 수 없다. 정보를 있는 그대로 받아들이지 말고 냉정하게 근거를 체크하는 자세가 필요하다.

환자의 체험담도 조심해야 한다. 역까지 걸어가는 데에도 다양한 길이 있듯이 같은 질병 치료에도 여러 가지 방법이 있다. '이 병원에서 이러한 치료를 받았더니 좋아졌다.'는 체험담이 기재되어 있다 하더라도 그것은 그 사람만의 경험에 지나지 않는다. 또한 '어느 병원이 오진을 했다.'고 쓰여 있더라도 어쩌면 그 시점에서는 병명을 확정할 수 없었던 것에 지나지 않았을지도 모른다. 어디까지나 '자신과는 별개의 체험담이다.'라고 받아들이도록 하자. 이성적으로 읽지 않으면 당치도 않은 오해를 하게 될 수도 있다.

같은 질병을 가진 사람의 체험을 알고 싶다면 믿을 만한 환우회(환자들의 모임) 홈페이지를 보도록 하자. 병명과 환자모임이라는 키워드로 검색해보기 바란다. 모임이 주최하는 공개강좌 내용이나 안내, 고문의사들의 질병에 관한 해설, 해외뉴스, 회원 체험담 등을 읽을 수 있을 것이다.

세컨드 오피니언을 받은 후의 자세

다시 세컨드 오피니언 이야기로 돌아가보자. 세컨드 오피니언을 받을 적절한 병원이나 의사를 찾았다면 지체하지 말고 빨리 진찰을 받도록 한다. 꾸물대고 있는 동안 증상이 진행될 위험성이 있기 때문이다. 이전 담당의사로부터 받은 소개장이나 검사사진 등을 가지고 있는 경우에는 반드시 지참하도록 한다.

세컨드 오피니언을 받은 의사가 이전 의사와 같은 견해를 가지고 있다면 우선 그 진단명과 치료법은 틀림없는 것이라고 판단할 수 있다. 그러나 문제가 되는 것은 치료를 누구에게서 받을 것인가 하는 점이다.

나중 의사가 명의라는 속설이 있는데, 이것은 나중에 봐준 의사가 명의로 느껴지게 된다는 의미이다. 맨 처음 질병이나 치료법에 대한 설명을 듣게 되었을 때 환자는 상당히 동요하고 있는 상태일 것이다. 또한 환자 자신은 그 질병에 관한 지식이나 정보가 부족한 경우가 대부분이다. 그러나 두 번째 진찰을 받게 되면 그 질병에 관해서 이미 어느 정도의 지식을 갖춘 상태일 뿐더러 질문도 정확하게 할 수 있을 것이다. 이렇게 되면 의사와의 질의응답도 원활해져서 '이 의사가 설명이 정확하고 확실하게 대답해준다.' 는 인상을 받기 쉬워진다.

그러나 지금까지의 주치의를 놔두고 세컨드 오피니언을 받은 의사에게서 치료를 받을 것인가 하는 것은 생각해볼 문제이다. 예전 의사와 어지간히 궁합이 맞지 않았거나 '그 의사에게 맡겨도 정말 괜찮을까?' 하고 커다란 불안을 느끼는 경우는 별도이지만 같은 진단, 같은 치료방침을 가지고 있다면 역시 주치의에게서 치료를 받는 것이 좋다. 특히나 흔쾌히 소개장을 써준 의사라면 더욱 그러하다.

다음은 세컨드 오피니언을 받았는데, 이전 의사와는 다른 견해가 나온 경우에는 어떻게 할 것인가 하는 문제로 넘어가보자. 이러한 경우야말로 어느 의사의 견해가 올바른 것인지 판단하기가 어려워진다. 견해가 다른 경우에는 납득할 수 있을 때까지 진단의 구체적인 근거를 철저하게 물어보도록 하자. 그리고 스스로 판단할 수 있다면 어느 쪽 의사에게 치료를 맡길 것인지 최종 결정을 한다.

만약 판단이 서지 않는 경우에는 원래의 의사를 찾아가 다시 한 번 설명을 듣도록 하자. "세컨드 오피니언을 받은 의사는 이러한 견해가 있었고, 이러한 치료가 최적이라고 했는데 선생님 의견은 어떤지요?"라고 솔직하게 묻도록 한다. 그러는 동안에 판단을 할 수 있게 될 것이다.

만일 이것으로도 부족하다면 제3의 그리고 제4의 의견을 들어보는 방법도 있다. 그러나 오히려 더욱 혼란스러워질 수 있으며 증상이 진행돼버릴 위험도 있다. 자기 자신의 판단력 또는 결단력을 시험해보는 기회라 생각하고 현명한 선택을 하기 위해 노력하자.

대체의학 치료를
권유받았을 때

어느 의료기관에서 어떤 치료를 받는 것이 가장 좋을지 망설이고 있을 때, 사람은 곧잘 타인의 말에 흔들리게 된다. 이럴 때 "제 친구는 인터넷에서 개인적으로 수입한 외국 약품(건강식품)으로 목숨을 건졌어요. 외국에서는 이미 상식으로 통한다더라고요."라는 말을 듣게 된다면 어떤 생각을 하게 될까? 또한 "서양의학보다 한방이 훨씬 안심이 되지요. 좋은 선생님을 소개해 드릴게요. 한번 가보세요. 정말 평판이 좋은 선생님이라 아마 질병에 맞는 한약을 처방해주실 거예요."라는 말을 들었다면 어떻게 할 것인가?

대체의학은 일반적으로 한약을 포함하여 인도 밀교에 근거한 치료법이나 아랍의 유나니의학 등의 '전통의학', 그리스나 인도네시아, 티베트 등의 민족에게 전해지는 '민족의학' 호메오퍼시(homeopathy, 동종요법), 카이로프랙틱(chiropractic, 척추교정), 내츄로퍼시(naturopathy, 자연요법), 바이오피드백(biofeedback, 암시요법), 오스테오퍼시(osteopathy, 접골요법) 등의 '신흥의학'을 통칭하여 부르는 말이다. 대체의학이란 말 자체가 서양의학을 보완하거나 이를 대체하는 의료라는 의미이기도 하다.

이러한 대체의학이 주목받는 이유 중의 하나는 서양의학이 갖고 있는 한계에 대한 실망감 때문일 것이다. 암 선고를 받거나, 정형외과에 아무리 다녀도 요통이 낫지 않거나, 아토피성 피부염으로 몇 해 동안이나 고생하는 사람이 지푸라기라도 잡고 싶은 심정으로 대체의료에 빠져드는 기분을 모르는 것은 아니다. 또한 '이 건강식품으로 암이 나았다.'고 입소문이 퍼지면 나도 해볼까 하는 생각이 드는 것도 어쩔 수 없는 일이다.

물론 서양의학은 만능이 아니다. 원인도 모르고 치료법도 모르는 질병이 아직도 많이 있다. 그리고 대체의학 중에는 치료법의 근거 또는 치유된 예시가 데이터로 존재하는 것들도 확실히 있다. 그러나 어디까지나 신중하게 접근해야 한다. 현재의 대체의학에는 옥석이 섞여있기 때문이다.

확실히 한방에서 말하는 의식동원(醫食同源, 치료와 식사는 동일한 것이다)의 사상은 생활습관병을 예방 · 치료하기 위한 기본이다. 그러나 실제로는 의식동원을 제멋대로 해석하여 '이것을 먹으면 반드시 좋아진다.'는 선전을 하는 것들도 많이 있다는 점이 문제이다. 심지어는 치료결과나 체험담이 소개되어 있더라도 조사해보면 그런 의사나 환자가 없는 경우도 있다.

대체의학의 모든 것들을 부정하는 것은 불가능하며 확실히 효과적인 것들도 있다. 이는 서양의학을 전적으로 긍정할 수만은 없는 것과 마찬가지이다. 그러나 개중에는 유해한 성분이 함유된 '건강식품'이 판매되고 있다는 것도 염두에 두도록 하자.

가족과 함께 병원에 가는 편이 좋은 경우

가족과 함께 병원에 가는 것이 좋은 경우는 많이 있다. 첫째는 혼자서 진찰을 받을 수 없을 정도로 몸의 상태가 좋지 않은 경우이다. 이럴 때에는 당연히 누군가가 함께 가지 않으면 진찰조차 받을 수 없으며 증상을 정확하게 전달할 수도 없다. 둘째는 어린이의 몸 상태가 나쁜 경우이다. '목은 아프지 않니?' 또는 '여기를 누르면 아프니?' 라는 의사의 질문에 대답할 수 있는 연령이라고 해도 어린이 혼자서는 정확하게 증상을 전달하기가 어렵다.

영유아를 병원에 데려가는 경우에는 건강보험증과 함께 모자수첩도 반드시 지참하도록 하자. 모자수첩에는 태어났을 때의 상태, 성장기록, 예방접종을 받은 날짜 등이 기재되어 있다. 문진을 할 때 허둥대지 않기 위해 모자수첩은 진찰 시 필수품이다. 또한 여벌의 기저귀, 타월, 옷, 비닐봉투, 물수건, 그림책, 끓여서 식힌 물을 넣은 물병 등을 가지고 있는 편이 안심이 된다. 옷을 가져가는면 아이가 구토할 경우에 갈아입힐 수 있다.

아이들은 별것 아닌 일에도 큰 소리를 내며 뛰어 돌아다니기도 한다. 조용히 순서를 기다릴 수 있도록 좋아하는 그림책을 읽어주면서 시간을 보내도록 하자. 아이를 조용히 시키려고 종종 과자를 먹이는 광경을 보곤 하는데 대기실은 병원균이 우글거리는 곳이다. 손을 통해 체내로 침입하는 병원균도 많이 있으므로 대기실에서 음식을 먹이는 일은 삼가야 한다. 또한 '말 듣지 않으면 선생님이 아픈 주사를 놓을 거야.' 라며 아이들을 꾸짖는 부모도 있는데 이것은 절대 금물이다. 이렇게 위협하는 말들 때문에 의사를 싫어하게 되는 아이들이 많이 있다.

셋째는 나이 많은 어르신들이 진찰을 받는 경우이다. '아이 취급하지 마라, 혼자 갈 수 있다.' 며 자존심 상해하는 노인들도 있지만 중요한 사항이나 복용방법을 잘 잊어버릴 가능성이 있다면 동행하는 편이 안심이 된다. 그러나 동행하는 사람은 노인의 인격을 존중하고 어디까지나 부족한 부분을 보조해준다는 자세를 유지하도록 하자. 의사의 질문에 대한 대답을 동행한 사람이 대변해버리면, 사실 그대로 전달되지 않는 경우가 많기 때문이다. 어디까지나 주체는 노인 본인이라는 것을 확실히 하고 동행하도록 하자. 다만 약을 복용하는 방법이나 분량, 집에서 주의해야 할 생활방법 등은 정확하게 듣고 기억해두도록 한다.

노인에게 치매 증상이 있는 경우, 가족이 어떻게 대응하느냐에 따라서 큰 소리를 내거나 난폭하게 구는 경우도 있다. 다른 사람이 자신의 의사와 어긋나는 행동을 하거나, 행동을 제지당하거나, 자신이 하는 이야기가 무시당하는 것이 계기가 되어 심해지는 경우가 많은 것 같다. 노인의 평상시 모습을 잘 파악하여 익숙하게 대응할 수 있는 사람이 수발을 들도록 하자.

야간이나 휴일에 몸 상태가 나빠졌을 때

어린이나 노인이 있는 가정은 물론이거니와 건강하다고 자부하고 있는 사람이라도 언제 어디서 무슨 일이 일어날지 모르는 법이다. 한밤중이나 휴일에 몸 상태가 나빠지면 어떻게 하면 좋을지, 평상시에 생각해둘 필요가 있다.

관계가 양호하고 신뢰할 수 있는 주치의가 있는 경우에는 우선 연락해보도록 하자. 한밤중에 연락하는 게 미안하다며 주저하다가는 큰 일이 생길지도 모른다. 우선은 전화를 해보자. 평상시 진찰을 해준 의사라면 전화로 통해 어떤 상태인지 듣는 것만으로도 정확한 지시를 내릴 가능성이 높기 때문이다. 경우에 따라서는 왕진을 부탁할 수 있을지도 모른다. 이런 상황을 대비하여 주치의에게 "한밤중에 급변이 생기면 어떻게 하면 좋을까요? 왕진은 해주실 수 있으신지요?"라고 확인해두는 것도 중요하다.

그러나 병원과 자택이 따로 있는 의사라면 주치의에게 연락을 취할 수 없는 경우도 있다. 주치의에게 연락이 되지 않는 경우 또는 주치의가 없는 경우에는 응급의료기관에서 진찰을 받게 된다. 급할 때는 다음의 기관으로 연락해보자.

✚ 서울응급의료정보센터

전국에서 발생하는 응급의료정보를 관리하며 최적의 병원을 안내
해준다. 병원정보와 질병상담을 해주며, 구급차가 필요한 경우에는
환자를 적절한 병원으로 이송하여 준다. 유선전화는 국번없이
1339번으로 전화하고, 휴대전화는 지역번호를 누른 후 1339번으
로 전화하면 된다.

응급실에서 진찰을 받을 때의 대처요령

근처 응급실에서 진찰을 받아야 하는 경우, 가장 큰 문제는 병자나 다친 사람을 어떻게 데리고 갈 것인지에 관한 점이다. 구급차를 부를 정도가 아니라면 가족이 차로 데려가게 되는데, 차를 운전할 수 있는 사람이 외출중이거나 술을 마셔서 운전을 할 수 없는 경우도 있을 것이다. 이럴 때를 대비하여 근처 택시회사의 전화번호를 반드시 준비해두도록 하자. 시간대에 따라서 차를 수배할 수 없는 경우도 있으므로 여러 회사의 전화번호를 알아둘 필요도 있다.

병원에 가기 전에 준비해야 할 것은 건강보험증과 약간의 현금 그리고 신용카드이다. 병원에 따라서 시스템이 다르지만 야간이나 휴일에는 할증요금이 가산되므로 평상시보다 진료비가 높은 경우가 많으며, 상황에 따라서 X선검사나 CT 등의 촬영을 하게 되면 상당한 비용이 예상될 수도 있다. 응급실을 운영하는 대부분의 대형병원에서는 신용결제를 할 수 있으므로 신용카드가 도움이 될 것이다.

병원에 갈 때는 아무런 연락을 하지 않고 곧장 응급실으로 갈 것인지 아니면 미리 전화를 하여 증상이라도 말해두고 나서 가는 편이 좋을지 망설이게 된다. 기본적으로는 우선 응급실에 전화를 해서 병자나 다친 사람의 상태를 이야기해두는 편이 원활하게 진행할 수 있는 경우가 많다. 병자나 다친 사람의 상태에 따라서 전문의를 부르거나 수술 준비를 할 필요가 있기 때문이다.

기본적으로 응급실은 문자 그대로 급하게 대처하는 곳이다. 지금까지 진찰을 받은 적이 없는 병원이라면 더욱 그러하겠지만, 질병에 대한 이력을 파악하고 있지 않으므로 상태에 따른 응급처치를 할 수밖에 없다. 또한 각 진료과의 전문의가 대기하고 있는 병원은 거의 없으며 야간에는 경험이 적은 인턴들이 진료를 담당하고 있는 병원도 많이 있다. 응급처치를 하여 통증이 가셨거나 고통이 가라앉았다고 해서 그것으로 끝인지는 생각해볼 문제이다. 따라서 다음 날 낮시간대에 반드시 전문의의 진료를 받도록 하자. 약도 마찬가지이다. 응급실에서도 필요한 경우 약을 처방하지만 이것 역시 급한 증상을 가라앉히기 위해 우선적으로 필요한 정도를 줄 뿐이다. 복용 후에도 좋아지지 않는 경우에는 주간에 한 번 더 진찰을 받도록 한다.

휴일이나 야간에 응급실을 찾는 사람 중 실제로 응급처치가 필요한 사람은 20~30%에 지나지 않는다고 한다. 즉, 대부분의 경우에는 다음날에 진찰을 받아도 문제가 없다는 것이다. 그러나 갑자기 몸의 상태가 나빠진 경우 또는 머리를 다친 경우, 일반인은 그것이 긴급을 요하는 상태인지 아니면 다음날 아침 진찰을 받아도 괜찮은 것인지 판단할 수가 없다. 특히 어린이나 노인은 몸 상태가 자주 변하므로 후회하지 않기 위해서라도 전화를 걸어 환자상태에 대한 상담 정도는 받도록 하자.

또한 낮시간대라도 진찰을 받으러 갈 것인지 아니면 놔둬볼 것인지
망설여진다면 가능한 진료시간 내에 진찰을 받는 것이 중요하다.
밤이 되면 불안해져서 증상이 더욱 심하게 느껴지는 경우도 있기
때문이다.

구급차를 부를 때
당황하지 않는 법

구급차를 불러본 경험이 있는가? 이런 경험은 해보지 않는 편이 더 좋겠지만, 만에 하나 시급한 병자나 다친 사람이 생겼을 때 당황하지 않고 행동할 수 있도록 요령을 알아보도록 하자. 다음은 119 요원과 제보자 간의 대화내용을 가상으로 꾸며본 것이다.

"여보세요."

"119(소방서)입니다. 무슨 일이십니까?"

"가슴이 아프다고 하더니 남편이 쓰러졌어요. 빨리 와주세요."

"이름과 주소를 말씀해 주세요."

"○○○입니다. 주소는 ○○동 ○○번지입니다."

"찾아갈만한 주변 건물이 있습니까?"

"○○초등학교 뒤편입니다."

"알겠습니다. 곧바로 구급차를 보내겠습니다."

여러분이라면 이런 식으로 대답할 수 있겠는가? 평소라면 술술 나올 번지수가 갑자기 떠오르지 않아 119 담당자가 "괜찮습니다. 침착하게 말씀해 보세요."라는 말을 몇 번이나 한 후에야 더듬더듬 대답하는 예도 많이 있다고 한다.

주소를 정확하게 전달하지 않으면 그만큼 구급차 출동은 늦어지게 된다. 또한 주소를 말하기 전에 환자의 상태를 장황하게 설명해도 출동이 늦어지게 되므로 주의한다. 우선은 응급환자라는 것을 전하는 것만으로도 충분하다. 환자의 상태를 설명하기보단 정확한 이름과 주소를 전달하는 것이 무엇보다도 중요하다. 때문에 반드시 전화 가까이에 자신의 집주소나 전화번호, 목표가 되는 건물 등을 기록하여 붙여두자. 평소의 이런 작은 준비가 생명을 구할 수 있는 갈림길이 되기도 한다.

구급차 출동 지령이 떨어진 후에, 제보자가 안정을 찾고 질문에 대답할 수 있을 것으로 판단되면 119 담당자가 다시 몇 가지 질문을 하는 경우도 있다. 예컨대 부르면 대답을 하는가, 호흡은 하고 있는가, 쓰러져 있는 장소는 어디인가, 지금까지 이런 적이 있었는가와 같은 질문인데, 신속하게 응급 구명조치를 하기 위해 필요한 정보이다.

경우에 따라서는 '얼굴을 옆으로 향하게 해 주세요.' 또는 '턱을 조금 올린 상태로 하늘을 향하게 눕혀 주세요.' 등 응급처치법을 가르쳐주는 경우도 있다. 특히 호흡이 정지되어 있는 경우, 정지하고 나서 3분 이내에 인공호흡을 시작하면 생명을 구할 수 있는 확률이 75% 정도이며 흉부의 장애를 줄일 수 있기 때문이다. 이와 관련해서는 평상시 응급처치요령을 배워두는 것도 좋겠다.

구급차가 도착하였을 때의 대처요령

신고 후 구급차가 도착까지 걸리는 시간은 전국 평균 4분 전후라고 한다. 상당히 신속하게 도착하는 것이 사실이지만, 일각을 다투는 상황이라면 구급차를 기다리는 단 몇 분도 함부로 허비해서는 안 된다. 구급차를 기다리는 동안 제보자는 병자나 다친 사람의 상태를 관찰하면서 병원에 가기 위한 준비를 해야 한다. 건강보험증과 현금을 준비하는 것이 기본이지만 여유가 있다면 통원하는 병원의 진찰권, 현재 복용 중인 약, 간단하게 갈아입을 옷 등을 챙기는 것도 좋다. 지병이 있는 환자일 때는 처방되었던 약들의 이력을 기록한 '복약수첩'이나 병력을 기록한 노트 등을 지참한다. 영유아라면 모자수첩을 가지고 가도록 하자. 담배나 약제, 세제 등을 잘못해서 먹거나 마신 경우에는 해당 제품을 가져가면 진단하는 데 도움이 된다.

집밖에서 구급차 사이렌 소리가 들려오면 바로 나가서 구급대원을 안내한다. 병원 내에서는 휴대전화를 사용할 수 없으므로, 긴급한 경우 다른 가족에게 연락하기 위해 전화번호를 적은 수첩 등을 가져가면 도움이 될 것이다. 만약 휴대전화를 가지고 가더라도 전원은 구급차에 올라탄 순간 곧바로 끄도록 하자. 그리고 지금까지 어떤 조치를 취했는지 대원에게 이야기한다. 예컨대 어린이가 담배를 먹은 경우라면 "입에 손가락을 넣어서 토하게 했어요. 그런데 전부 토했는지 아닌지 모르겠어요."라는 식으로 구체적으로 설명한다. 그리고 "지금까지는 아무렇지도 않았는데 30분 정도 전부터 배가 아프다고 하더니 점점 심해졌어요. 2번 토했어요."라거나 "고혈압으로 병원에 다니고 있습니다. 목욕탕에서 쓰러졌어요."라는 식으로 증상과 질병 상태의 변화도 전달한다.

그리고 나면 환자를 운반하는 것은 구급대원에게 맡기고 가족은 가스, 난로 등을 완전히 껐는지 확인하자. 현관문을 확실히 잠그는 것도 잊지 않도록 한다. 구급차에는 보호자 한 명이 동승하게 될 텐데, 구급대원이 필요하다고 판단되는 처치를 하면서 운송할 병원을 찾게 된다.

응급 시에는 가장 가까운 병원으로 가는 것이 원칙이다

구급차는 가장 가까운 지정병원으로 환자를 운송한다. 가능한 빨리 의사의 관리를 받을 수 있는 곳으로 데려가는 것을 최우선시하기 때문이다. 본인이 지병 때문에 진찰을 받고 있는 경우에는 "○○병원에서 고혈압 치료를 받고 있습니다."라는 식으로 구급대원에게 치료내용을 전달하도록 하자. 가까운 범위 내에 주치의 병원이 있을 경우, 연락하여 승낙을 받으면 주치의 병원으로 이송해준다. 주치의 병원에는 지금까지의 진료카드가 있으므로 적절한 치료를 받을 확률이 높기 때문이다. 이를 위해서는 진찰권이나 처방되었던 약을 지참하도록 하자.

그러나 주치의가 있는 병원이 먼 경우, 원칙상 생명을 구하는 것이 가장 우선이므로 가까운 병원으로 이송될 것이다. 가까운 곳에 있는 병원에서 한 차례 응급처치를 한 다음, 상태가 안정되었을 때 희망하는 곳으로 가거나 주치의가 있는 병원으로 옮기게 된다. 각 지역의 소방본부에는 각각 관할구역이 있는데, 관할구역의 지정병원으로 운송하는 것이 원칙이다.

병원에 도착하면 대원으로부터 연락을 받은 의사나 간호사가 대기하고 있을 것이다. 여기에서 다시 '언제, 어디에서, 어떻게 된 일인지'에 관한 것을 정확하게 전달한다. 응급처치를 하는 동안 가족은 대기실에서 기다리게 된다. 가족에 대해서도 배려하는 병원이라면 처치 도중에라도 '지금은 이러한 처치를 하고 있습니다. 환자의 상태는 안정되어 있습니다.'라는 식으로 간호사가 경과를 알려줄 것이다.

응급처치를 하는 동안에는 대기실에서 벗어나서는 안 되며 병원 외로 함부로 나가지 않도록 하자. 만에 하나 수술이 필요한 경우, 가족의 승낙이 필요하기 때문이다. 처치가 종료되면 담당의로부터 처치내용, 입원의 필요 여부, 앞으로의 경과 등을 듣게 된다.

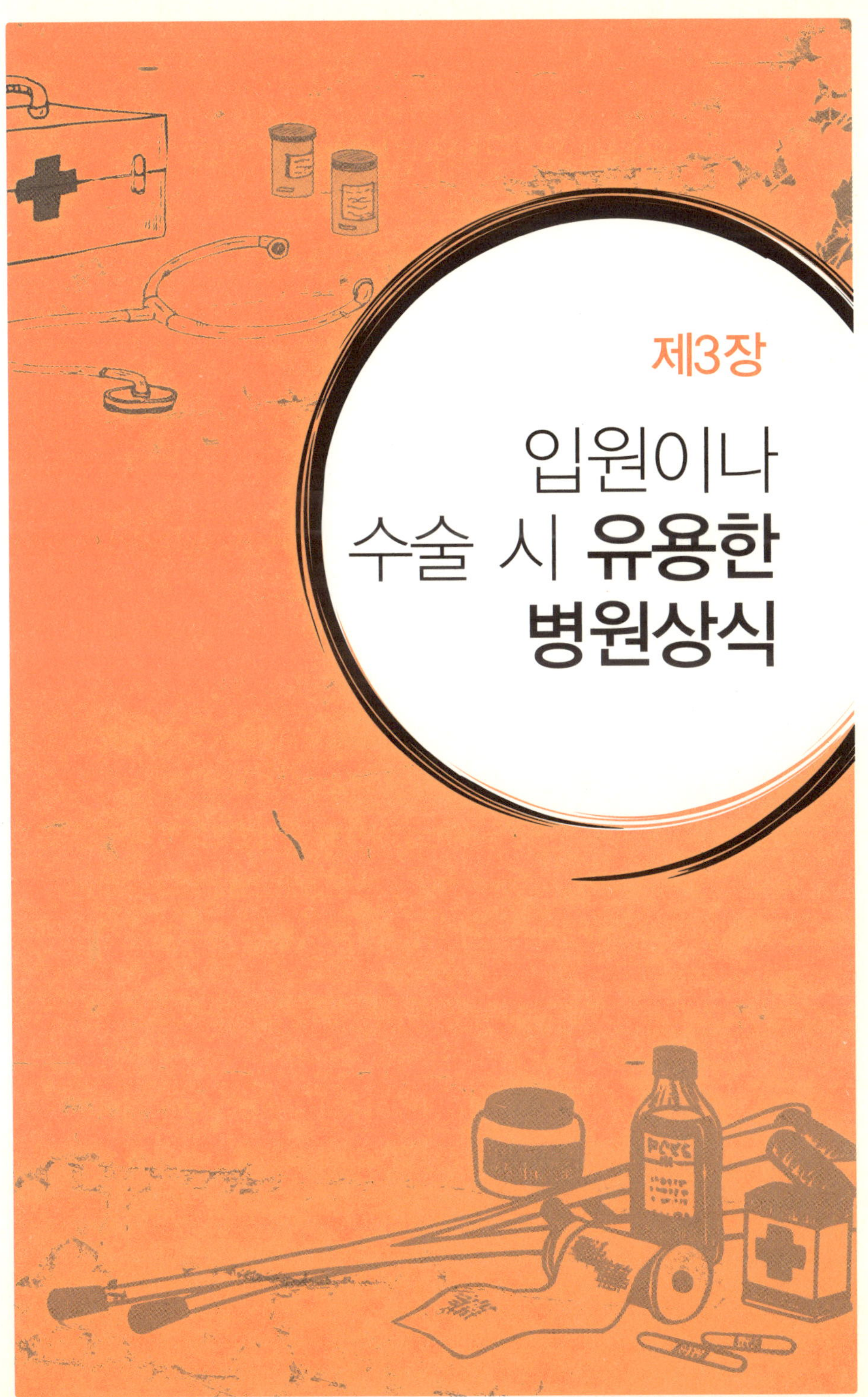
제3장

입원이나
수술 시 유용한
병원상식

입원을 권유받았을 경우

입원에도 다양한 종류가 있다. 수술을 전제로 하는 입원이 있는가 하면, 치료를 위해서 입원해야 하는 경우도 있다. 또한 일정한 시간을 들여서 심전도나 혈액, 소변 등의 검사를 하는 검사입원도 있다. 병원에 따라서는 당뇨병 환자에게 일상생활 지도나 인슐린 주사를 연습시키기 위한 교육입원을 실시하기도 한다. 종류를 막론하고, 입원은 통원치료를 통해서는 할 수 없는 의료조치를 위한 것이다. 이번 장에서는 치료나 수술을 위한 입원에 대해 알아보도록 하자. 의사로부터 입원해서 치료해야 한다는 말을 들었다면 무조건 "네, 알겠습니다."라고 대답하기 전에 다음과 같은 질문을 하는 것이 중요하다.

✚ 반드시 필요한 것일까?

물론 가장 좋은 것은 의사의 권유대로 입원하여 치료를 받는 것이다. 그러나 업무나 가정사정 때문에 자택에서 치료하고 싶을 경우에는 사정을 이야기해보도록 하자. 물론 병의 상태에 따라 다르겠지만, 안정상태를 유지할 수 있으며 방문간호와 의료기구 취급이 가능하다는 등의 조건이 충족되면 자택에서 치료할 수도 있을 것이다.

✚ 입원하는 시기는 언제쯤인가?

아무리 입원에 동의했다 하더라도 침대가 빌 때까지 자택에서 대기해야 하는 경우도 있다. 특히 환자 수가 많은 병원에서 이런 경향이 심한 것 같다. 일각을 다투는 상태라면 몰라도, 대부분의 병원에서는 예약을 한 순서에 따라 입원하게 되어 있다. 보통은 2주 정도 대기해야 하는 경우가 많다. 업무나 가사 일을 정리하는 데도 시간이 걸리므로, 대기시간이 어느 정도인지 알 수 있으면 구체적인 준비 그리고 마음의 준비까지도 할 수 있을 것이다. 따라서 "언제쯤 입원할 수 있습니까?"라고 반드시 물어보도록 하자.

✚ 입원기간은 어느 정도인가?

입원기간은 치료결과에 따라서 길어질 수도 짧아질 수도 있다. 그러나 증상에 따라 대략적인 기간을 예측할 수도 있으므로, 정확하지는 않더라도 어느 정도로 예상하고 있으면 좋을지 의사에게 물어보도록 하자.

✚ 어떤 치료를 받게 되는가?

입원하고 나서 어떤 치료를 받게 되는지, 그 치료를 받으면 무엇이 개선되는지, 위험하지는 않은지 의사에게 확인한다. 또한 입원하면 주치의가 외래의사에서 병상의사로 바뀌는 경우도 있으므로 누가 자신의 주치의가 되는지에 대해서도 알아두는 것이 좋다.

상급병실만 있는 경우

Advice 53

입원할 때 미리 알아두어야 하는 사항 중 한 가지는 바로 비용에 관한 것이다. 입원에 드는 주요 비용으로는 입원실 요금과 치료비가 있는데, 실제 요금에 대해 검증해보자.

병실에는 건강보험으로 사용할 수 있는 병실과 그렇지 않은 병실이 있다. 건강보험으로 사용할 수 있는 있는 병실은 이른바 '기준병실'로서 6인실 이상의 병실을 말하며, 사용할 수 없는 병실이란 이른바 5인실 이하의 '상급병실'을 말한다. 의료기관의 일반병상 비율은 병원 전체 침대의 50% 이상으로 정해져 있다. 상급병실요금은 병원에 따라서 큰 차이가 나므로 입원할 때는 요금을 확인해봐야 한다. 또한 입원신청서의 병실에 관한 항목 가운데 '1인실(2인실) 희망여부'라는 것이 있을 때는 무엇을 의미하는지 정확하게 이해하고 기재하도록 한다. 이러한 정식 신청서가 아닌 의사나 간호사 또는 입원담당 직원으로부터 "지금 비어있는 침대가 없는데 1인실도 괜찮겠습니까?"라는 이야기를 듣게 되는 경우도 있다. 실제 이러한 애매한 표현 때문에 무심코 상급병실을 이용했다가 억울하게 차액을 부담하는 사람들도 상당히 많다고 하니 주의하자.

병원은 상급병실 제공에 대해서 환자에게 충분한 정보제공을 하고 환자의 자유로운 선택과 동의를 얻어야 한다. 만약 비어있는 침대가 없다는 이유로 상급병실에 입원했다면 이는 전적으로 환자의 자유로운 선택과 동의에 의한 것이라고 보기 어려울 것이다. 환자 입장에서는 기준병실에 자리가 없어 입원을 연기하다 보면 병이 악화되지 않을까 싶어 어쩔 수 없이 상급병실에 입원하게 되기 쉽다. 예상치 못한 고액을 지불하게 되는 수도 있으므로, 반드시 주치의와 상의하여 긴급한 입원인지 아니면 기준병실로의 입원이 가능할 때까지 기다려도 되는 상황인지 알아보도록 하자. 그리고 자신이 평소 가입해두었던 보험상품에서 상급병실 차액을 부담해주는지의 여부도 확인해보는 것이 좋다.

입원 중에 지켜야 할 매너

입원하면 지금까지 자유롭게 해왔던 대부분의 것들을 할 수 없게 된다. 기본적으로 병원은 금연시설로 지정되어 있기 때문에 흡연을 할 수 없으며, 면회시간이나 식사시간도 정해져 있다.

대형 프로젝트의 부책임자로 바쁜 일상을 보내고 있던 N씨(47세, 남성)는 피를 토해 긴급하게 입원을 하게 되었다. 진단명은 위궤양이었는데, 몸 상태가 안정되기 시작하자 회사일이 걱정되어 미칠 지경이었다고 한다. N씨는 "정말이지, 병원이라는 곳은 어째서 허구한 날 규칙, 규칙이라는 말만 하는 건지!"라고 핏대를 돋우며 다음과 같은 이야기를 하는 것이었다.

일단 병원에서는 휴대전화를 사용할 수 없으므로(의사나 간호사가 사용하는 것은 의료기기에 악영향을 주지 않는 저출력 호출기이다), N씨는 복도에 있는 공중전화를 이용할 수밖에 없었다. 회진이나 진료를 하지 않는 동안 전화를 걸러가는 것은 아무런 문제가 되지 않았다. 그런데 어느 날 회사 부하가 병원으로 전화를 걸어 "N씨와 통화하고 싶은데 불러주셨으면 합니다."라고 부탁했다고 한다. 간호사는 '바쁜 사람 같으니 한 번 정도는 괜찮겠지.' 라며 융통성 있게 N씨를 간호사 스테이션까지 데려왔는데 그 뒤로 이런 전화가 계속 이어지게 되었다는 것이다.

"N씨, 당신은 질병을 치료하기 위해 이 병원에 입원하신 거에요. 환자에게 전화를 연결해주는 것은 원칙적으로 금지되어 있습니다. 왜 그런지 아세요? 그러한 것이 질병 치료에 악영향을 주기 때문입니다. N씨에게 전화를 연결해준 것은 어디까지나 간호사의 호의였지만 환자를 보살펴야 하는 입장으로서 해서는 안 되는 행동이었습니다. 확실한 실수였다는 것을 인정하고 사과 드리겠습니다. 하지만 앞으로 이런 규칙위반은 절대로 하지 않겠습니다. 회사 분께도 정확하게 전달해주시기 바랍니다."

병동의 수간호사로부터 이렇게 호된 이야기를 듣게 된 N씨는 자신의 곤란을 호소하며 지금 일이 얼마나 어려운 상황에 있는지 모른다고 하소연도 했지만 수간호사는 "규칙입니다."라는 단 한 마디 대답만 했다고 한다.

N씨의 어려움도 모를 바는 아니다. 그러나 N씨나 부하 직원이 한 행위는 분명히 매너 위반이다. 간호사는 환자의 생명을 지키기 위해 1분을 다투며 일하고 있다. 간호사 스테이션에서는 환자에게 건네줄 약들을 확인하고, 간호일지에 그날 환자들 상태를 기입하는 등의 일들로 분주한데 개인적인 전화를 부탁하는 것은 '부디 실수하세요.' 라고 말하는 것이나 같다. 입원을 하게 되면 직함이나 지위 따위는 전혀 상관없다. 아무리 바쁘더라도 필요 이상의 일을 병원에 가져 오면 치료에 방해가 될 뿐이다.

면회도 마찬가지이다. 규칙에 따라 면회시간을 지키는 것은 당연하다. 면회시간이 지났는데도 동료나 부하직원들과 계속 떠드는 것은 다른 환자에게도 폐가 된다. 많은 문병객들이 계속해서 병실을 찾아와 큰 소리로 이야기하거나 웃거나 하는 것은 같은 병실 사람들에게 불쾌한 일이다. 경우에 따라서는 이러한 소음이 건강을 악화시키는 계기가 될 수도 있으므로 반드시 주의해야 한다. 단, 가족이 모두 일을 하기 때문에 부득이 면회시간을 맞출 수 없는 경우에는 치료에 영향을 주지 않는 범위 내에서 또는 다른 환자에게 폐가 되지 않도록 하는 범위 내에서 병원측이 융통성을 발휘해줄 수도 있다. 이러한 사정이 있을 때는 간호사와 상담해보도록 하자.

같은 병실에 입원하고 있는 사람들과 사이좋게 지내는 것은 좋지만, 문병 왔을 때 받은 과자 등을 나눠줄 때는 신중해야 한다. 같은 병실에 입원한 환자가 식사 제한을 받고 있는 중일 수도 있기 때문이다. 호의였다고는 하지만 치료에 방해가 될 수도 있으므로 간호사나 의사에게 확인해보도록 한다.

병원에는 소등시간이 정해져 있다. 아무리 커튼으로 가려 놓았다고 해도, 주위 침대에 계속해서 불이 켜져 있으면 숙면을 취할 수 없다. 소등시간을 지키는 것도 치료의 일환인 것이다. 잠이 오지 않는다며 늦게까지 텔레비전을 보는 환자도 있는데, 이어폰으로 들으면 되니까 폐가 되지 않을 거라고 생각하기 쉽지만 전등을 끈 어두운 병실에서 화면이 밝아졌다 어두워졌다 하는 것은 상상 외로 크게 반사된다. 밤 늦게까지 텔레비전을 보는 것 또한 같은 병실의 환자를 괴롭히는 행동이라는 것을 알아두자.

입원 생활은 집단 생활이며, 회진이나 치료 일정에 맞추어 간호체제도 정비되어 있다. "오후 3시쯤에 목욕하세요."라고 했는데 매점

에 가거나 다른 병실에 가서 떠들거나 하면 애써 일정을 맞춘 간호
사의 수고를 무시하는 셈이 된다. 또한 한 명으로 인해 다른 환자들
까지 기다리게 되므로, 하루 일정을 지키지 않으면 전체 진료체제
에도 영향을 끼치게 되는 것이다. 어쩔 수 없이 다른 시간으로 바꾸
고자 한다면 사전에 이야기하자. 가능하다면 환자가 원하는 시간대
로 변경해주는 경우가 많다.

입원 중에는 무엇보다 치료나 간호가 가장 우선시된다. 의사의 회
진만이 치료라고 생각하기 쉽지만, 청결을 유지하며 규칙적인 식사
를 하는 것도 넓은 의미에서 치료에 속한다. 병원 식사가 입맛에 맞
지 않는다며 가족이나 지인에게 부탁하는 경우도 있는데 그 전에
반드시 의사나 간호사에게 "이런 음식을 먹어도 괜찮을까요?"하고
물어보도록 하자. 또한 병원 식사에는 환자에게 알맞게 계산된 영
양소가 들어 있다. 식욕이 없는 경우는 어쩔 수 없더라도 가능한 남
기지 않도록 한다. 영양치료라는 말도 있듯이 조기회복을 위해서는
식사 또한 중요한 사항이다.

간호사에게 불만이 있을 때 요령 있게 전달하는 법

입원 첫날 침대에 누워 있으면 병동의 간호사가 진료카드를 가지고 들어올 것이다. "담당을 맡게 된 간호사 ○○○입니다. 앞으로 잘 부탁드립니다."와 같이 자기소개를 하고 지금까지의 질병상태나 치료를 확인하는 경우가 많다. 화장실이나 욕실 사용 등 병원 생활에 관해서도 설명해준다.

간호체제에도 몇 가지 종류가 있다. 여러 명의 간호사가 여러 환자를 돌보는 '팀 간호'를 실시하는 병원도 있고, 입원부터 퇴원까지 한 사람의 간호사가 담당하는 '담당 간호'를 실시하는 병원도 있다. 그런가 하면 담당 간호를 몇 개의 팀으로 나누어 보조하는 '모듈형 담당 간호'라는 것도 있다. 이것은 간단히 말해 몇 명의 간호사가 교대로 간호하느냐 아니면 한 명의 담당 간호사가 계속 간호를 하느냐의 차이이다. 어떠한 체제이건 간에 장단점이 있으므로 어느 쪽이 더 좋다 또는 나쁘다고 할 수는 없다. 문제는 간호사와의 소통 정도이다. 간호사가 너무 심하게 대해서 무섭다거나 아직 초보인 것 같아 마음을 놓을 수 없는 등 불만이 있으면 입원 생활이

만족스러울 수 없다. 특히나 담당 간호사가 정해져 있는 경우에 간
호사와 잘 지내지 못하면 입원 생활이 힘들어지게 된다.

외래에서는 간호사가 의사를 보조하면서 회진하는 경우가 많기 때
문에 환자가 간호사에 대해 불만을 갖게 되는 경우가 적을 것이다.
그러나 병동에서는 의사와 환자 간의 중간역할을 하는 경우가 많기
때문에 간호사와 대화를 많이 하게 된다. 의사의 지시를 전달하는
것도 간호사이기 때문에 하루에도 몇 번씩 얼굴을 마주하게 된다.

만일 간호방법에 불만이 있는 경우에는 병동의 간호과장에게 솔직
하게 이야기하는 것이 가장 타당할 것이다. 간호과장은 병동 전체
에 대한 관리책임을 지므로 간호사의 업무시간을 할당하고 담당 비
율을 조정하는 입장에 있다. 또한 간호활동에 관한 교육을 하기도
한다. 이러한 책임자에게 '이런 일 때문에 고민이 있는데 어떻게
하면 좋겠습니까? 가능하면 담당 간호사를 바꾸어주었으면 합니
다.' 라고 이야기해보자. 생명을 맡기는 것이므로 간호사의 능력에
대한 불신이나 불만을 갖게 된 경우에는 곧바로 털어놓는 것이 현
명하다. 단, 이렇게 면담을 하더라도 절대 개인을 험담하지 않도록
주의한다. 또한 간호과장에게 말하기 힘들다고 해서 동료 간호사에
게 담당 간호사를 험담하는 일은 금물이다. 같은 동료의 험담을 듣
는 것만큼 불쾌한 일도 없기 때문이다.

입원은 병원이라는 또 하나의 사회 속에서 생활하는 것이다. 환자
는 일방적으로 간호사에게 무엇인가를 요구하는 존재가 아니며,
간호사 또한 일방적으로 환자에게 지시를 내리는 존재가 아니다.
간호사들에게 물어보면 이구동성으로 '환자와 마음이 통하는 간호
를 하고 싶다.' 고 한다. '질병 때문에 의기소침해 있는 환자를 어

떻게 하면 긍정적인 기분으로 만들 수 있을까?' 생각하고, 암 선고를 받아 감정조절이 안 되는 환자가 티슈상자를 집어던져도 '그것으로 기분이 안정된다면야.' 라며 웃는 얼굴로 참는 것이 간호사인 것이다.

물론 간호하는 일이 전문이다 보니 환자가 규칙을 지키지 않을 때는 고압적인 자세를 취하는 경우가 있을지도 모른다. '손녀뻘 되는 아가씨들한테 이것도 안 된다, 저것도 안 된다는 이야기는 듣고 싶지 않다.' 는 등의 이유로 간호사의 말투를 불쾌하게 생각하는 사람들도 종종 있다. 무엇보다도 간호사도 환자도 인간이다 보니 '좋은 간호사이지만 나와는 마음이 맞지 않는다.' 는 경우가 생길 수도 있다.

이상적인 입원생활은 간호사와 신뢰관계를 구축하는 것이다. 무엇이든지 이야기할 수 있는 관계가 되면 몸 상태뿐만 아니라 정신적인 상담까지도 할 수 있게 되며 앞으로의 생활에 대한 불안을 이야기할 수도 있으므로 안정된 입원 생활을 할 수 있을 것이다.

땀으로 더럽혀진 몸을 닦거나 침대 위에서 배설한 것을 시중드는 등 간호사는 가능한 환자가 힘들지 않도록 노력한다. "감사합니다."라는 말 한 마디가 간호사에게는 큰 위로가 된다는 것을 잊지 말자. 얼굴을 마주하게 되면 "안녕하세요."나 "안녕히 주무세요." 등의 인사를 하는 것도 원활한 의사소통을 위해서 매우 중요하다. 한 가지 염두에 둘 점은, 간호사나 의사는 많은 환자를 담당하고 있으며 바삐 일한다는 것이다. 아무리 커뮤니케이션을 위해서라고 해도 불필요한 수다는 가능한 피하도록 하자. 혹시 묻고 싶은 것이나

이야기하고 싶은 것이 있는 경우에는 "지금 시간 괜찮으세요?"라
고 물어보도록 하자. 끊임없이 이야기하여 간호사가 일을 못하게
만든다면 간호사들의 기피대상이 될지도 모를 일이다.

의사나 간호사에게 감사의 선물을 해야 할까?

간호사 스테이션에 과자나 과일 같은 선물을 해야 하지 않을까 생각하는 사람들이 많은 것 같다. 옛날 같으면 "감사합니다. 잘 먹겠습니다."라며 기분 좋게 받아들이는 것이 대부분이었을 것이다. 하지만 최근에는 "환자나 가족 분에게 선물을 받는 것은 금지되어 있습니다. 마음만 받겠습니다."라며 정중하게 거절하는 경우가 많다고 한다. 여기에는 많은 이유가 있다. 간호사는 면역력이 약한 환자들과 항상 접촉하고 있으므로 자신의 건강에 대해 다른 사람들보다 몇 배로 주의해야 한다. 환자나 가족을 믿지 못하는 것은 아니지만 선물로 받은 과자나 과일에 만에 하나 감염성이 있는 병원균이 들어있을 경우, 선물을 여러 명이 나누어 먹게 되면 곧바로 원내에 퍼지게 된다. 따라서 위험을 미연에 방지하기 위해 일체의 음식 선물을 금지하고 있는 병원도 있다.

또한 한 환자로부터 선물을 받으면 다른 환자들도 '간호사에게 답례를 해야 하는가 보다.' 라고 생각하거나 '답례를 하지 않으면 간호를 소홀히 할지도 몰라.' 등과 같은 소문이 퍼지게 되어 분위기가 나빠질 위험성도 있다. 물론 성의로 생각하고 받아주는 병원도 있으므로 먼저 입원한 환자에게 물어보는 것이 좋을 것이다.

다른 한 가지 문제점은 의사에 대한 답례이다. 답례를 해야 할지 말아야 할지 또한 환자나 가족에게 있어서 골치 아픈 문제이다. 이것도 지역 또는 병원에 따라서 커다란 차이가 있으므로 반드시 이렇게 해야 한다고는 할 수 없다. 또한 수술을 받는 경우, 수술 전에 답례를 해야 할 것인가 아니면 수술 후에 건네야 할 것인가 망설이게 된다는 이야기도 들었다. 의사에게 물어보면 대부분의 환자는 수술 전에 답례를 하려는 경향이 있다고 한다. 그러나 한 의사는 "수술을 잘 부탁한다고 주는 것 같은데 선물을 받았으니 암 조직을 정성껏 떼라는 말인가요? 받지 않는다고 해서 적당하게 할 리는 없는데도 말입니다."라며 일소하는 경우도 있었다.

단호하게 거절하는 의사가 있는가 하면 당연하다는 듯이 답례를 받은 의사도 있다. 답례를 해야 할 것인가 하지 않아도 될 것인가 하는 것은 개인이 판단해야 할 문제이다.

입원했을 때 가족들의 역할

가족은 입원해있는 환자를 도와주는 가장 든든한 지원병이다. 잠옷이나 속옷 세탁을 비롯하여 의사나 간호사와의 중간자 역할도 하며, 어떤 의료가 이루어지고 있는지 '감시' 하는 역할도 담당한다.

입원하고 있는 환자의 '일' 은 치료에 전념하는 것이다. 그러나 의식이 없는 경우도 있고, 꾸벅꾸벅 조는 상태가 계속될 수도 있다. 이처럼 자신이 어떠한 치료를 받고 어떠한 링거 주사를 맞고 있는지, 어떠한 처치를 받고 있는지 하나하나 확인할 수 있는 체력도 기력도 없는 것이 급성 환자이다. 때문에 가족이 나서야 하는 것이다.

실제로 아버지가 입원한 어느 가족으로부터 들은 이야기이다. 어느 날 간호사가 링거액이 들어있는 비닐봉투를 가지고 병실로 들어와 주사를 놓을 준비를 시작하였는데, 무언가 이상하다는 느낌이 들었다고 한다. 평상시라면 의사 지시가 적혀 있는 용지를 손에 들고, 그 용지와 링거액에 기재되어 있는 환자의 이름이나 약 이름을 확인하고 침대에 붙어 있는 네임 플레이트까지 확인한 다음에 링거 주사 준비를 하는데, 그때는 용지도 들고 있지 않았기 때문이다. 게

다가 평상시 보아오던 링거액과는 어딘가 다른 느낌이 들어 "간호사님, 그 링거액은 예전 것과 동일한 것입니까?"하고 용기를 내어 물어봤더니 그 간호사는 "그렇습니다."라고 대답했다고 한다. 그리고는 확인해야 할 용지를 가지고 오지 않은 것을 알아차리고 "한번 더 확인해 보겠으니 잠시만 기다려주세요."라며 간호사 스테이션으로 돌아갔다.

잠시 후 간호사가 다시 가지고 온 링거액은 방금 가져왔던 것과는 완전히 다른 것이었다. "죄송합니다. 아까 약은 동일한 이름의 다른 환자분 것이었습니다."라며 여러 번 머리를 숙여 사과를 했다고 하는데, 자칫 이러한 실수가 중대한 사태로 연결될 수도 있는 법이다. 의학지식이 없는 가족이라도 어딘가 이상하다는 직감이 들 때는 머뭇거리지 말고 꼭 확인해봐야 한다. 이것이 감시하는 능력이다.

최근에는 입원기간이 짧아지는 경향이 있다. 2~3일 간격으로 환자가 새로 들어오고 나가는 병실도 있기 때문에, 간호사가 환자의 얼굴과 이름을 일치시킬 만한 시간적인 여유가 없는 것이다. 따라서 "링거액뿐만 아니라 투약을 할 때는 의사 지시서와 약제부에 도착한 약을 서로 확인하고, 병실에 가져가기 전에 다시 한 번 체크하고 병실에서 또 확인하는 2중 3중의 확인 작업을 하고 있습니다. 그럼에도 불구하고 어딘가에서 작은 실수가 생길 가능성이 없지는 않습니다."라고 정직하게 말해주는 병원관계자도 있다.

간병인이 필요할까?

병상에서 꼼짝 못하는 노인처럼 항상 곁에서 간병을 해야 하는 사람이 입원을 하면, 간병인을 고용하여 시중을 들게 하는 경우가 많다. 이는 현실적으로 간호사의 숫자가 너무 적기 때문이다. 간호사는 문자 그대로 병실에서 병실을 오가며 간호를 하고 있는 상태이다. 때문에 가래가 너무 심하다며 간호사를 호출해도 대답만 할 뿐, 좀처럼 병실에 와주지 않는다는 등의 이야기는 너무 많아서 일일이 셀 수 없을 정도이다. 특히 간호가 허술해지는 것은 야간이다.

때문에 가장 좋은 것은 환자가 든든하게 생각할 수 있는 가족들이 간병을 하는 것이다. 의료실수를 미연에 방지하기 위해서도 가족의 간병은 효과적이다. 그러나 많은 경우, 가족들만으로는 24시간 간병하는 것이 어려울 수도 있다. 환자의 거동이 자유롭고 의식이 명확한 상태라면 괜찮겠지만, 그렇지 못한 환자라면 간병인을 고용하는 편이 나을 것이다.

특히 간병인이 필요한 경우는 노인이나 어린아이가 입원했을 때이다. 예를 들어 노부부일 경우, 배우자가 쓰러졌을 때 다른 배우자인 노인이 간병을 하는 것은 커다란 부담이 된다. 야간에 여러 번 화장실에 데려가거나 기저귀를 갈거나 통증이나 가려움을 호소할 때마다 간병을 하는 가족이 일어나서 도와줘야 하는데, 잘못하다 함께 쓰러지게 되는 경우도 충분히 있을 수 있다. 또는 어린이를 입원시키는 경우, 아이가 여럿이라 다른 아이도 돌봐줘야 하는데 몇 개월 동안이나 병원에서 묵으면서 간병을 하는 것은 현실적으로 불가능에 가깝다.

때문에 금전적인 어려움을 겪으면서도 간병인을 고용하는 경우가 많은 것이다. 간병인을 찾을 때는 병원에서 운영하는 간병인 소개소나 병원 내에 입점한 간병인 알선업체를 이용할 수 있다. 또한 노인의 경우, 보험상품에 간병인 고용비용 항목이 들어있을 수 있으므로 확인해보도록 한다.

입원사실은
어떻게 알려야 할까?

가족이 입원을 하면 대개의 경우 친척이나 지인에게 입원사실을 알리게 된다. 직접 알리지 않더라도 "입원했다는 이야기를 들었습니다."라며 연락을 해오는 경우도 있다.

입원을 알릴 때는 지금 어떠한 상태인지, 언제쯤 문병을 받을 수 있는지 등 치료에 지장이 없는 범위 내에서 전달하도록 하자. 본인에게 병명을 아직 고지하지 않은 경우에는 더욱 신중해야 한다. 친척이나 지인이 병명을 알고 있는 경우에는 "본인에게는 아직 확실하게 말하지 않았으니 그렇게 알고 계십시오."라고 반드시 말해둘 필요가 있다. 병명을 모르는 사람에게는 환자 본인에게 말해둔 '병명'으로 이야기하는 편이 무난할 것이다.

질병이 급성기를 지나서 어느 정도 안정된 상태가 되면 입원 생활은 지루해지게 된다. 이러한 시기에 문병은 환자에게 기쁜 일이다. 그러나 환자상태에 따라서는 면회가 금지되는 경우도 있으며, 아직 문병을 받고 싶지 않을 수도 있다. 언제쯤 문병을 가도 좋을지에 관한 연락을 받게 되면 "다음 주부터 할 수 있을 것 같은데 가능하면 미리 연락을 주시기 바랍니다."라고 말해두는 것이 좋겠다. 불안한 상태가 계속되어 상태가 달라질 가능성이 있는 경우라면 더욱 그러하다.

종종 찾아오는 손님은 환자에게 기쁨이 될 수 있지만, 너무나 빈번하게 문병객이 드나들면 육체적·정신적인 피로 때문에 증상이 악화될 가능성도 있다. 또한 가장 웃어른이나 싫어하는 사람, 환자가 신경 쓰는 사람의 문병도 환자를 피곤하게 할 수 있다. 호의로 찾아온 거래처 사장님이 돌아가자마자 열이 나기 시작했다는 웃을 수 없는 이야기도 있을 정도이다. 따라서 입원하기 전에 누구에게 알릴 것인지, 서로 환자와 보호자 간에 상의해두는 것도 중요할 것이다. 또한 환자가 아픈 모습을 다른 사람에게 보이고 싶어 하지 않을 경우에는 가능한 주위 사람들이 배려할 필요가 있다. 안부를 묻는 전화연락이 오면 "아직 검사가 계속되고 있어서 면회는 금지하고 있는 상태입니다."라거나 "본인이 치료에 전념하고자 하니, 건강해지면 나중에 집으로 놀러와 주세요."라는 식으로 정중하게 이야기하자.

다른 환자들과 함께 병실을 사용한다면 가능한 휴게실에서 면회를 받도록 하자. 중병 환자나 통증으로 고통스러워하는 환자에게는 문병객의 건강한 목소리가 귀에 거슬리는 법이다. 어린아이들이 함께 문병을 온 경우에도 환자가 움직일 수 있다면 휴게실에서 만나는 것이 좋겠다.

수술을 권유받았을 경우

의사로부터 수술을 권유받고도 동요하지 않을 사람은 없을 것이다. 어떠한 수술이건 간에 몸에 칼을 대는 것이므로 위험성이 전혀 없는 것은 아니다. 의사로부터 "안전한 수술이므로 괜찮습니다."라는 이야기를 듣는다 해도 불안을 완전히 없애기는 힘들 것이다.

오늘날 수술기술은 나날이 진보하고 있다. 무엇보다도 마취기술의 발전으로 장시간 수술이 가능해졌다. 그리고 수술 후에는 집중적으로 몸을 관리할 수 있는 시스템이 완비되어 있으며, 세균 감염을 방지할 수 있는 방법도 갖추어져 있다. 즉, 수술 자체로 인한 사고는 예전에 비해 현격하게 감소된 것이다. 그러나 위험이 전혀 없는 것은 아니다. 의사의 실수, 간호사의 실수가 생기지 않는다는 보장 또한 어디에도 없다. 환자가 바뀌었다는 믿을 수 없는 실수담도 종종 듣게 되므로, 가능한 수술을 피하고 싶어하는 것도 당연한지 모른다.

수술을 할 필요가 있다고 판단된 경우, 반드시 의사로부터 사전 설명을 듣게 된다. 그러나 환자 스스로가 설명을 듣고 정확하게 판단하는 것은 상당히 어려운 일이다. 특히 암을 선고받은 후라면 냉정을 유지하는 것은 무리에 가깝다. 의사가 알기 쉽게 설명하고 환자역시 "네, 잘 알겠습니다."라고 대답한 경우라도, 나중에 다시 확인해보면 내용을 전혀 이해하지 못하고 있는 경우가 많다고 한다.

따라서 수술에 대해서는 신중에 신중을 기하도록 하자. 아주 사소한 것이라도 의문점이 남아있다면 의사로부터 재차 설명을 듣도록한다. 혼자서는 판단을 내리기 힘들 것 같거나, 잘못 알아들을 것같아 염려가 되는 경우에는 신뢰할 수 있는 가족과 함께 설명을 듣도록 하자. 의사가 직접 "수술에 대해 상세한 설명을 하려고 하는데 가족 분과 함께 들으시는 것이 좋을 것 같습니다. 언제쯤이 좋으실까요?"라면서 다시 설명해주는 경우도 있다.

의사가 수술을 제안하는 경우, 다음과 같은 설명을 듣게 될 것이다.

✚ 병명과 현재의 상태

몸의 어느 부분이 어떤 식으로 나쁜 상태인지, 이로 인해 어떠한 문제가 생기고 있는지에 관한 설명이다. 지금까지 해온 검사결과를근거로 하게 된다.

✚ 수술의 목적과 방법

수술을 하는 방법도 다양하다. 장기를 절제하더라도 전부 절제할것인가, 부분적으로 절제할 것인가의 차이도 있다. 몸에 대한 부담은 어느 정도이며 수술시간은 대략 몇 시간정도 걸리는지에 대한설명도 들을 수 있을 것이다.

✚ 수술의 위험성

이 수술을 통해 완전히 회복하는 것인지, 장애가 남는 것인지, 위험
성은 어느 정도 있는지, 수술 후의 합병증에 대한 우려가 있는지 등
수술할 경우의 장점과 단점, 위험 등에 관하여 설명한다.

✚ 수술 이외의 치료법

수술 이외에 선택 가능한 치료법이 있는 경우에는 그것이 어떠한
치료법인지, 장점과 단점에 대한 설명도 이루어진다.

✚ 퇴원 일정

회복할 때까지 어느 정도의 기간이 걸리는지, 사회복귀는 언제쯤
가능하게 될 것인지, 퇴원 후에 통원치료를 할 필요는 없는지에 대
해서도 설명한다.

✚ 집도의는 누구인가?

주치의와 집도의가 같은 경우도 있지만 내과병동에서 검사를 받고
나서 수술을 권유받은 경우라면 지금까지의 주치의와 집도의가 다
를 것이다. 집도의의 전문영역, 수술실적에 대해서 설명해주는 경
우도 있다.

이때 중요한 것이 바로 인폼드 콘센트이다. 인폼드 콘센트란 의사
가 치료나 처치에 대해서 필요한 정보를 환자에게 제공하고, 환자
는 이것을 선택 또는 동의한 다음에 치료를 받는 것이다. 수술과 같
이 생명에 관계되는 치료를 받을 때에는 조금이라도 의문점을 남겨
서는 안 된다. '유명한 의사라고 하니까, 내용은 잘 모르겠지만 신

뢰하고 맡겨보자.' 라는 태도로 수술을 받고 나중에 후회하면 때는 너무 늦다. 또한 '이것저것 물으면 의사가 기분 나빠 할 수 있고 수술에 영향을 끼칠지도 모른다.' 고 염려하여 의사의 설명을 일방적으로 듣기만 하는 태도를 취해서도 안 된다. 실제로 환자가 아무것도 묻지 않았다며 한 번도 해보지 않았던 수술방법을 시험해보거나, 학회 발표를 위해 실험적인 수술을 해보거나, 고액의 비용이 드는 수술을 하는 등의 경우도 가끔 발생하곤 한다.

그리고 설명하는 도중에 의문점이 생겼다면 설명 도중에라도 곧바로 확인해보도록 한다. 계속해서 새로운 의문점이 생겨나면 결과적으로 다 물어보지 못하고 몇 가지는 놓치게 되는 수가 있다. 설명을 듣는 쪽은 가능한 메모를 하도록 하자. 알기 힘든 설명은 의사에게 그림을 그려달라고 부탁하는 것도 좋다.

설명을 들은 후에 수술을 받을 것인지의 여부를 그 자리에서 즉시 대답할 필요는 없다. 의사로부터 "어떻게 하시겠습니까? 수술을 받으시겠습니까?"라는 질문을 받는다 해도 "다시 한 번 가족과 상의해보고 결정하겠습니다."라고 말해 답변까지 일정한 시간을 확보하도록 하자.

또 한 가지 중요한 것이 있다. 수술은 일반치료에 비해 고액의 비용이 든다. 어느 정도의 비용이 드는지, 대략적으로라도 알아두는 것이 중요하다. 금전적인 여유가 없으면 받을 수 없는 수술도 있기 때문이다.

수술에 관한 세컨드 오피니언을 받고 싶을 때

수술을 제안받았을 때만큼 세컨드 오피니언이 필요한 경우는 없다. 설령 부분마취로 이루어지는 수술이라 하더라도 수술은 수술이다. 설사 발치(拔齒)인 경우에도 수술이라는 사실에는 차이가 없다. 때문에 비록 이를 뽑는 간단한 수술이더라도, 고혈압이나 심장병 등이 있어서 발치를 견딜 수 있을지 치과의사 판단만으로는 불안할 때는 세컨드 오피니언을 받아보는 것이 좋다. 이러한 경우에는 진찰을 받은 내과의사와 상담해보자.

의사로부터 수술에 대한 필요성과 설명을 듣고 잘 이해하여 수술을 해야겠구나 하고 납득한 경우에도 세컨드 오피니언이 필요할까? 심적으로 납득하였고 그 의사를 신뢰할 수 있을 것 같으면 자신의 결단을 따르는 것이 타당할 것이다. 굳이 세컨드 오피니언을 받을 필요가 없을지도 모른다.

그러나 여러 개의 수술방식이 존재하는 경우도 있다. 이런 경우, 집도의는 자신이 가장 많이 경험해온 수술방식을 권하게 되는 것이 일반적이다. 하지만 그 수술방식이 환자 자신에게 있어서도 최선의 방법이라고 할 수만은 없다. 의사와 이야기하는 도중에 이러한 의문점이 생겼다면 다른 의사에게 세컨드 오피니언을 받고 최종적으로 어느 수술방식이 좋은지 판단할 필요가 있을 것이다.

수술의 긴급한 정도에도 다양한 차이가 있다. 즉, 지금 즉시 하지 않으면 생명에 지장이 생기는 수술도 있으며 병소의 확산이나 체력의 저하를 생각하여 가능한 빨리 하는 편이 좋은 수술도 있다. 또는 이번 일이 끝나면, 아이가 유치원에 입학하면 하는 식으로 특별히 서두를 필요가 없는 수술도 있다.

심근경색이나 교통사고 같이 지금 당장 해야 하는 긴급 수술인 경우에는 세컨드 오피니언을 요구할만한 여유가 없다. 세컨드 오피니언을 받을 수 있는 것은 수술까지 어느 정도의 시간적인 여유가 있을 때이다. 의사에게 "언제까지 받아야 하나요?"라고 물어보도록 하자. 시간적인 여유가 있고 '정말로 수술이 필요한 것일까? 다른 치료방법으로는 안 되는 것일까?' 와 같은 생각에 조금이라도 망설여진다면 다른 의사에게 의견을 물어보도록 한다.

그리고 담당의사에게 세컨드 오피니언을 받고 싶다고 솔직하게 이야기하자. 이 병원에서 받은 검사나 수술내용에 관한 데이터를 빌리고 싶다고 부탁하는 것도 중요하다. 최근에는 적극적으로 데이터를 제공하고 세컨드 오피니언을 권하는 의사도 있다. 의사에게 미안해하는 마음은 환자 자신의 건강에 아무런 도움이 되지 않는다. 세컨드 오피니언을 받고서 최종결론은 본인 스스로 내리는 것이다. 자신이 '이 의사에게 맡기자.' 라고 결정을 내렸다면 그 다음에는 의료팀을 믿어야 한다.

병원의 수술실적을
알 수 있는 방법

아무리 명의로 불리는 의사라 해도 수련의 시절은 있기 마련이다. 의사들은 같은 수술을 반복해 나가면서 실력을 향상시켜 나간다. 따라서 수술을 받을 때 경험이 별로 없는 의사보다는 수십, 수백 번의 수술실적이 있는 의사가 집도했으면 하고 바라게 되는 것은 당연하다. 또한 자신이 받는 수술을 드물게 하는 병원보다 빈번하게 이루어지는 병원에서 치료하고 싶은 것도 당연하다. 해당 수술의 경험이 많은 병원은 수술 중이나 수술 후의 갑작스러운 이변에 관한 데이터들을 갖추고 있다. 즉, 어떤 사태가 돌발할 수도 있다는 것을 미리 상정해놓고 수술할 가능성이 높다는 것이다.

수술건수가 많고 성적이 좋은 병원은 적극적으로 이러한 정보를 인터넷 홈페이지에 공개하고 있으므로 확인해보자. 환우회를 통해 병원의 평판을 알아보는 방법도 있다. 이처럼 병원의 수술건수나 평판에 대해서는 어느 정도 조사할 수 있지만 집도의의 경험에 대해서는 제대로 알기가 힘들다. 걱정이 된다면 솔직하게 "선생님은 이 수술을 몇 번 정도 하셨나요?"라고 물어보자.

또 한 가지 중요한 점이 있다. 그것은 마취의가 상주하고 있느냐 하는 것이다. 전신마취를 하는 수술일 경우에는 마취의가 상주하고 있는 병원에서 받도록 하자. 한 사람의 마취의가 여러 명의 수술을 동시에 관리하고 있는 곳도 위험성이 높아진다.

수술방법을
선택할 수 있는 경우

환자가 수술방법을 선택하는 경우가 증가하고 있는데, 가장 대표적인 것으로는 유방암수술이 있다. 과거에는 유방암이 발견되면 유방을 절제하는 방법밖에 없었지만, 최근에는 조기 유방암이라면 유방온존요법을 선택할 수 있게 되었다.

여기서 잠깐, 간단하게 유방온존요법에 대해서 알아보자. 유방온존요법은 유방을 남긴 상태에서 병소를 떼어내고, 그 다음에 방사선치료를 하는 것이다. 구체적으로는 유방 내의 눈에 보이는 병소, 손에 닿는 병소만을 수술로 제거하고 세포 수준으로 남아있을 가능성이 있는 병소를 방사선치료로 근절한 후, 유방 이외에 존재할 가능성이 있는 미소한 전이소를 화학요법이나 호르몬요법으로 치료하는 것이다. 치료성적도 종래의 절제술에 못지않다.

병소의 위치나 크기에 따라서 다르겠지만, 일반적으로 암 병소의 주위를 반경 2cm 정도의 원형 또는 부채꼴로 제거한다. 상처가 아문 단계에서 방사선치료를 하게 되는데 암이 발생한 유방에만 한정적으로 조사(照射)하는 것이므로 다른 부분에 영향을 주지는 않는다. 탈모증상도 거의 없다고 한다.

다만 사람에 따라서는 조사한 부분의 피부에 색소침착 또는 색소탈락이 생기거나 유선이 줄어들거나 딱딱해지는 경우도 있다. 그러나 이를 겁내서 방사선치료를 거부해서는 안 된다. 서구의 조사에 따르면, 방사선치료를 한 경우 10년 이내의 재발이 10%인 것이 비해 하지 않은 경우의 재발은 40%나 된다. 재발을 막기 위해서 방사선치료는 반드시 필요한 것이다. 또한 화학요법(항암제)이나 호르몬요법도 동시에 받게 된다. 호르몬요법은 여성호르몬이 유선에 영향을 주지 않도록 그 작용을 저지하기 위해서 받는데, 이것도 재발을 막기 위해 필요한 치료이다.

유방 상실은 여성에게 있어서 심신양면으로 커다란 손상이 된다. 유방을 상실하여 그 후의 인생이 바뀌어버리는 일도 충분히 있을 수 있다. 물론 암을 제거하는 것이 치료의 최대 목적이라는 사실에는 변함이 없지만, 이후의 생활에 대해서도 곰곰이 생각하고 치료방향을 정해야 하는 것이다.

유방암이 발견된 경우에는 유방을 절제해야만 하는 것인지, 유방온존요법은 불가능한지, 만약 온존할 경우에 재발할 위험성은 어느 정도인지에 관해 의사로부터 충분한 설명을 듣도록 하자. 이미 상당히 진행된 경우, 병소가 여러 개인 경우, 유두에 병소가 접해 있는 경우, 유방이 매우 작은 경우, 임신 등 유방온존요법을 할 수 없는 상황도 있다. 또한 의료기관에 따라서는 유방온존요법을 시술하지 않기도 한다. 이러한 의료기관에서 치료를 받는다면 조기 유방암이라도 유방을 절제하게 되므로 유방암이 발견된 경우, 진찰을 받은 병원이 어떠한 수술을 하고 있는지 미리 조사해보는 것도 중요할 것이다.

수술동의서와
수혈동의서란 무엇인가?

병원 처치에 대한 동의서에 서명을 해야 하는 경우는 상당히 많이 있다. 수술, 수혈, 내시경검사, 조영검사 등이 주요한 것인데 수술을 받을 때에 서명을 하게 되는 것이 수술동의서이다. 수술 중에 수혈이 필요하다고 여겨지는 경우에는 수혈동의서도 요구된다.

이러한 동의서는 '앞으로 이루어질 의료행위의 필요성이나 위험에 대한 설명을 듣고 이해한 후에 그러한 의료행위를 자주적으로 받는다.'는 뜻으로 생각할 수 있다. 동의서에는 원칙적으로 환자 본인의 서명이 필요하지만 환자가 어린이, 정신장애자, 치매환자 등인 경우에는 친권자나 배우자가 대신하여 서명을 한다. 환자의 의식이 없는 경우에도 마찬가지로 배우자 등의 근친자가 서명한다.

이러한 동의서를 필요로 하지 않는 경우는 긴급사태로 본인이나 가족에게 '수술 승낙'을 얻을 시간이 없을 때이다. 교통사고 등으로 긴급 수술이 필요하거나 외출한 곳에서 심근경색을 일으켜 운송된 경우 등이 이에 해당한다. 즉, 동의서를 얻을 때까지 방치해두면 환자의 생명이 위험해지는 경우이다.

서명은 본인이나 가족에게 충분하게 인폼드 콘센트하는 것을 전제로 해야 한다. 병원에서 동의서를 요구하더라도 아직 수술에 대한 의문이 남아있다면 서명 전에 반드시 의사의 설명을 다시 듣도록 하자. 동의서는 치료를 강제하기 위한 서류가 아니라 어디까지 환자의 자유의사에 따라 서명해야 하는 것이다.

또한 동의서를 제출했다고 해서 절대적으로 수술을 받아야 하는 것도 아니다. 서명을 한 다음에 본인이나 가족의 희망으로 수술을 연기ㆍ중지하고자 하면 그 이유를 주치의에게 확실하게 전달하도록 하자. 주치의와 한 번 더 대화의 시간을 갖고 왜 받고 싶지 않은지에 관해 설명한다.

수술에 따라서는 수혈이 필요한 경우도 있다. 수혈에는 부작용이나 합병증, 바이러스 감염 등의 위험성이 있으므로 이 경우에도 수혈의 필요성, 대략적인 수혈량, 위험성, 부작용 감염 등에 대해 주치의로부터 충분히 설명을 듣고 납득할 수 있다면 서명한다.

타인의 혈액을 수혈하는 경우 가장 걱정되는 것은 감염 또는 부작용의 위험성이다. 간염, 에이즈, 성인T세포 백혈병의 바이러스가 섞여있을 가능성을 완전히 부정할 수 없다. 부주의로 인한 혈액형 오인도 있을 수 있다. 또한 타인 혈액의 림프구가 환자의 몸을 공격하여 조직을 파괴하는 이식편대숙주병(GVHD)이란 무서운 질병(사망률 90% 이상)도 있다. 이러한 위험성에 대해서도 정확한 설명을 듣도록 하자.

10개의 수혈을 받은 경우(1개는 400cc이다), 간염(주로 C형) 감염확률은 2천분의 1, 에이즈 감염확률은 10만분의 1, 이식편대숙주병 발증확률은 2만~10만분의 1, 알레르기ㆍ두드러기ㆍ발열이 일어날

확률은 20~100분의 1, 가벼운 용혈반응이 일어날 확률은 1천분의
1, 중증의 용혈반응이 일어날 확률은 1만분의 1 정도라고 한다. 이
러한 위험성을 차단하기 위해 개발된 것이 바로 자가수혈이라는 방
법이다. 자가수혈은 타인의 혈액이 아닌 자신의 혈액을 수혈하는
것으로서 의학적으로 가장 안전한 헌혈방법이라고 할 수 있다. 자
가수혈에는 3가지 종류가 있다.

✚ 수술 전 예치식 자가수혈

수혈을 필요로 할 가능성이 높은 경우 미리 자신의 혈액을 채취하
여 수술에 대비하여 저축해두는 방식이다. 이 방식은 긴급을 요하
지 않는 대기수술일 경우에만 취할 수 있다. 또한 몸이 여러 번의
혈액채취를 견딜 수 있는 상태가 아니면 할 수 없다.
채혈하는 양은 1번에 200~400cc이다. 거의 1주일 간격으로 병원
에 가서 필요하다고 예상되는 혈액양이 모일 때까지 몇 회에 나누
어 채혈한다. 빈번하게 채혈을 하기 때문에 조혈에 필요한 철분이
감소하여 빈혈이 되는 경우도 있으므로 철분제 복용 또는 주사나
링거를 맞을 필요가 있다. 경우에 따라서는 에리스로포이에틴
(Erythropoietin)이라는 조혈호르몬 주사를 맞는 경우도 있다. 조
혈호르몬을 사용하는 경우에는 부작용에 대해 의사로부터 설명을
듣도록 하자.

✚ 희석식 자가수혈

전신마취를 하고 있는 동안 수술실에서 대량의 혈액을 채취하는 방
법이다. 채취한 혈액 대신에 대용혈장(혈장증량제) 등의 링거를 맞
아 혈액의 양을 유지하도록 한다. 이렇게 하면 혈액의 농도가 옅어

지고 수술 중에 출혈하더라도 빈혈상태의 연한 혈액이기 때문에 출혈로 인해 몸에 미치는 손상이 낮아진다. 수술 후, 출혈이 거의 정지된 시점에서 채취해두었던 진한 혈액을 몸으로 다시 보내준다.

✚ 회수식 자가수혈

심장, 간, 췌장 등의 수술을 할 때 자주 이루어지는 많은 방법이다. 수술로 인해 출혈한 혈액을 회수하고 특수한 기계를 통해 혈액을 세정하거나 적혈구를 농축하여 다시 체내로 넣어준다. 이 방법은 타인의 혈액을 일체 사용하지 않을 뿐만 아니라 사용하는 양을 가능한 적게 하기 위해서 사용한다.

자가수혈을 할 때도 자가수혈동의서에 서명을 해야 한다. 그러나 자가수혈을 준비하더라도 예상을 웃도는 출혈이 있는 경우에는 타인의 혈액을 사용할 수 있으며, 출혈량이 적은 경우에는 몇 주 동안 준비한 자기혈을 사용하지 않는 경우도 있다. 이러한 내용에 동의한다면 자가수혈을 하는 것도 하나의 방법이 될 것이다.

노인의 수술, 안심해도 될까?

나이가 들면 치유능력이 떨어지기 때문에 별것 아닌 질병이나 다친 상처를 회복하는 데에도 시간이 많이 걸리게 된다. 하물며 수술이라도 하게 되면 몸에 대한 부담은 상상 이상으로 커진다. 젊은 사람에게는 비교적 간단한 수술일지라도 노인은 견뎌내기 힘든 경우도 있으며 수술은 성공했지만 그 후에도 계속 병원침대 신세를 지면서 퇴원하지 못하게 되는 경우도 있다. 따라서 노인에게 수술이 필요할 때 수술을 해야 하는지에 대한 여부를 판단하는 것은 대단히 어려우며 조심스러운 일이다.

그러나 노인이라고 해도 사람마다 신체나이는 제각각이다. 80세를 넘었는데도 수술을 견딜 수 있고 건강하게 회복할 수 있는 사람이 있는가 하면 70세인데도 수술을 할 수 없는 사람도 있다. 이를 정확하게 판단하기 위해서는 의사에게 수술에 관하여 확실하게 물어보는 것이 중요하다. 개중에는 수술 후 환자 생활의 질이 악화되는 것까지는 생각하지 않고, 병소를 제거하는 것만을 최고의 목표로 하여 수술을 권하는 의사도 있기 때문이다.

고령이 되면 걸리기 쉬운 질병으로는 전립선질환, 각종 암, 백내장 등이 있다. 이 중에 백내장수술은 국소마취로 이루어지므로 비교적 부담이 적은 수술이다. 전립선질환(전립선비대증 또는 전립선암)의 경우에는 몸에 대한 부담이 적은 내시경수술도 있지만, 암으로 인해 전립선 전체를 적출하는 경우는 전신마취를 하는 대규모 수술이 필요하다. 일반적으로 고령이 되면 전립선암뿐만 아니라 모든 암의 진행이 젊은 사람보다 느려진다. 암 수술을 받는 것 보다 수술을 받지 않는 편이 오래 살 수 있는 가능성도 있으므로, 이러한 것들을 고려해보아야 한다.

수술을 받는 노인 본인이 수술 여부에 대해 판단할 수 없는 경우에도 이렇게나 문제가 많은데, 치매로 판단능력이 없는 경우라면 더욱 수술을 결정하기가 어려워진다. 알츠하이머병으로 인한 치매이건 뇌혈관성 치매이건 간에 치매가 진행되면 판단능력을 잃게 된다. 수술을 받으면 그 후 며칠 동안은 거의 24시간에 걸쳐 링거 치료를 받게 되는데 링거 치료는 육체적, 정신적인 고통이 매우 큰 치료이다. 판단능력을 잃으면 링거 주사바늘을 빼지 말라고 간호사가 몇 번이나 주의를 줘도 곧바로 바늘을 빼버리는 경우도 있을 수 있다. 꼭 필요한 링거약이라고 판단되면 환자의 손발을 침대에 묶고 나서 주사하는 수밖에 없다.

또한 수술 전 단계에서 식사를 걸러야만 하는 검사도 있다. 식사에 대한 집착이 강하고 식사를 했는데도 "밥 아직 안 줘?"라며 반복적으로 말하는 증상이 있는 치매노인에게 식사를 거르게 하는 검사를 할 수 있을까?

실제로 치매에 걸린 노인은 수술하지 않는 병원도 많이 있다. 그 정
도로 힘이 든다는 것이다. 결박을 당하면서까지 간호나 수술을 받
을 필요가 있을까 생각해보아야 한다. 수술을 받는 것도 용기이지
만 받지 않는 것도 용기인 것이다.

수술 전의 준비사항

어떤 수술을 받을 것인지 정확하게 이해하고 동의서를 제출하였으며, 드디어 입원하여 수술을 받게 되었다고 가정해보자. 그러나 사전준비 없이 입원할 경우, 수술 전에는 도대체 어떤 것들을 하게 되는 것인지 그리고 과연 수술이 성공할지에 관해 걱정하면서 수술 당일까지 불안한 나날을 보내기가 쉽다. 때문에 이번 장에서는 암 수술을 예로 들어 수술 당일까지의 스케줄을 대략 소개해보도록 하겠다.

수술날짜가 정해지면 당분간은 검사가 계속된다. 이것을 수술 전 검사라고 한다. 실시하는 수술에 따라서 검사내용은 다르지만 수술에 견딜 만한 체력이 있는지, 암이 다른 장기에 전이되어 있지는 않은지 등을 조사하게 된다. 주요 검사로는 혈액검사, 소변검사, 간기능검사, 신장기능검사, 심전도검사, 호흡기능검사, 흉부나 복부의 CT검사, 출혈경향검사 등이 있다. 또한 환자의 병력, 약에 대한 부작용 등도 다시 점검하게 된다. 검사에 소요되는 시간은 병원이나 환자에 따라서 달라지지만, 대체적으로 1주 정도가 소요된다.

수술에 앞서 의사는 다시 문진을 실시한다. 수술 중의 사고나 합병증을 막기 위해 중요한 것이 수술 전에 하는 문진이다. 이때는 아무리 사소한 것이더라도 보고하도록 하자. 예컨대 건강을 생각하여 습관적으로 복용하고 있는 보조제 등을 계속해서 먹어도 좋은지, 언제까지 복용해도 괜찮을지, 의치는 수술 중에는 빼는 편이 좋은지 등 궁금한 것들은 전부 이야기하자. 의치라는 것을 이야기하지 않았다가 수술 중에 의치가 빠져 기관지로 넘어가 질식할 뻔한 경우도 있다. 흔들거리면서 빠지려는 치아가 있는 경우에도 마찬가지이다. 그리고 흡연자의 경우 입원하면 반드시 금연해야 한다. 담배연기를 마시면 가래가 생겨서 수술 후에 고통스러울 수 있다.

마취의사가 문진을 하는 병원도 많다. 미리 환자의 신체적인 특성을 알아두면 적절한 마취법을 선택할 수 있기 때문이다. 마취의사는 환자의 병력이나 검사 데이터를 숙지하고 있는 것이 보통이다. 그러나 만일을 위해 고혈압이나 당뇨병, 천식, 심장병, 간질환, 신장병 등에 걸린 적이 있다면 이에 대한 이야기도 해두는 것이 좋다.

수술 전날 밤부터는 금식을 하게 된다. 식사를 일체 하지 않을 뿐만 아니라 한 방울의 물을 마시는 것도 금지된다. 위 속에 내용물이 있으면 마취 중에 구토를 일으키기 쉬우며, 역류하여 폐렴을 일으킬 가능성도 있다.

드디어 수술 당일, 관장을 하여 장의 내용물을 배출한다. 간호사는 수술 부위 주변을 제모한다. 이러한 최종준비가 끝나면 주치의와 간호사에게 운반되어 수술실로 가게 되는데 이후에는 의사와 수술 스텝을 믿고 맡기도록 하자.

수술하는 동안 가족은 병원이 지정한 장소에서 대기하게 된다. 의사가 대체적인 수술 소요시간을 미리 말해주는데, 대기시간만큼 시간이 길게 느껴지는 때도 없을 것이다. 수술시간이란 정확하게는 집도를 개시하여 상처를 봉합해서 닫는 데까지 걸리는 시간을 말한다. 그러나 실제로는 수술실에 들어간 후 나올 때까지 마취약을 준비하거나 마취가 될 때까지 기다리는 시간이 있기도 하고, 수술도구나 기구를 준비하거나 상처를 봉합한 다음 소독하고 거즈를 대거나, 마취의 영향이 어느 정도 남아 있는지를 확인하는 등 여러모로 시간이 걸린다. 이 때문에 의사에게서 들은 수술시간보다 오래 걸리는 것이 일반적이다. 가족 입장에서는 예정시간보다 길어지면 수술이 난항을 겪는 것이 아닐까하고 걱정하게 되는데, 이러한 것들을 알아두면 어느 정도 수술시간이 연장되더라도 걱정을 덜 수 있을 것이다.

수술이 끝날 때까지 가족은 병원이 지시한 대기실이나 병동에서 기다려야 하는데, 장시간에 걸친 수술일 경우에는 식사를 하거나 전화를 걸러 나가거나 긴장을 풀기 위해 바깥 공기를 쐬러 나가기도 한다. 이런 때는 자신의 거취를 병동에 있는 의료스텝에게 정확하게 이야기해두는 것이 중요하다. 대기 장소에서 단 몇 십분 동안이라도 벗어날 경우에는 반드시 자신의 거취를 알리도록 한다.

수술 전에 '이러한 방법으로 수술을 합니다.' 라는 동의를 본인에게서 얻은 후 수술을 하지만 수술 중 갑작스러운 이유로 인해 수술방법을 변경해야 하는 경우도 있다. 이때 만약 가족의 동의를 얻지 않으면 수술을 속행할 수 없다. 실제로 간호사가 돌아다니며 병원을 아무리 찾아보아도 가족을 찾지 못하고, 가족을 찾을 때까지 수술을 계속하지도 종료시키지도 못하면서 의사나 스텝이 계속해서 기다린 경우도 있다고 한다. 업무나 가정사정으로 수술에 오지 못하는 경우에는 반드시 연락처를 알려주도록 하고, 이동하게 되면 그곳의 연락처도 말해둬야 한다.

드디어 수술이 종료되고 환자는 회복실 또는 병실로 옮겨지게 된다. 가족은 집도한 의사로부터 수술내용에 관한 설명을 듣게 될 것이다. 가족에게 있어서는 가장 긴장되는 순간일지 모른다. 수술의 경과나 결과는 집도의로부터 담당 주치의에게 보고되므로 미처 물어보지 못한 것이 있을 때에는 담당의에게 물어보면 된다.

환자 면회는 회복실 또는 병실에서 할 수 있는데, 회복실에서는 면회시간 이외에 가족 입실이 금지되어 있다. 환자의 의식이 돌아오면 위로의 말을 해주도록 하자. 암을 모두 제거할 수 없었거나, 개복하자마자 곧바로 닫아버리게 되었거나 하는 등으로 수술이 원활하지 못했더라도 환자가 걱정할 만한 말을 해서는 안 된다.

의식이 돌아오는 것을 확인하면 병원스텝에게 맡기고 집으로 돌아가게 된다. 이렇게 해서 환자에게도 가족에게도 긴 하루가 드디어 끝이 난다.

수술 후의 일상생활

수술 다음날부터 며칠 동안은 회복을 위해 매우 중요한 시기이다. 링거 주사나 혈압·심전도 등의 검사기기가 많이 부착되어 있으므로 마음대로 몸을 움직일 수 없다. 그런데 의사에게서 가능한 몸을 움직이라는 지시를 들었다면, 이때는 어떻게 하면 좋은지 물어보도록 하자. 일반적으로는 심호흡을 여러 번 하거나, 다리를 세우거나 펴거나, 손을 움직일 수 있는 범위 내에서 움직이면 된다는 이야기를 해줄 것이다.

수술 후에 심호흡을 하는 것은 폐렴을 예방하기 위한 것이다. 수술로 인한 상처가 아프기 때문에 환자는 무의식적으로 호흡을 얕게 하게 되는데, 숨을 크게 쉬지 않으면 폐가 부풀어 오르지 않는다. 폐렴을 예방하려면 풍선처럼 폐를 크게 부풀어 오르게 해야 한다. 또한 헛기침을 하는 것도 폐렴을 예방하는 데 중요하다. 상처가 아프기 때문에 헛기침을 하는 것이 쉽지는 않겠지만 가능한 자주 해서 가래가 쌓이지 않도록 하는 것이 필요하다.

수술내용에 따라 다르겠지만, 암과 같은 수술을 하면 수술 후 며칠 동안은 침대에서 일어날 수가 없다. 배설은 요도에 카테터를 연결해서 하게 된다. 또한 고관절 등의 정형외과적 수술을 한 경우에는 몇 주 동안 침대에서 일어날 수 없으며, 배뇨나 배설 또한 침대 위에서 해야만 한다.

침대 위에서의 배설을 하는 것은 매우 힘든 일이다. 같은 병실을 쓰는 사람이 있는 경우에는 더욱 그러하다. 아무리 힘을 주어도 배설을 원활하게 하는 것이 쉽지 않은데다, 소리나 냄새는 물론이거니와 간호사에게 음부를 보여야 한다는 정신적인 고통까지 따른다. 그러나 배설을 원활하게 하지 못하면 방광염이나 변비가 되어 더욱 고통스러워지게 된다. 배설도 치료에 속하는 것이라고 받아들이고, 너무 신경 쓰지 않도록 하자.

수술 후 며칠 동안은 열이 나는 것이 일반적이다. 이러한 발열은 회복하는 과정에서 생기는 것이므로 걱정할만한 일은 아니다. 소화기 수술인 경우에는 수술 후 며칠이 지나면 가스가 나오게 되는데, 이때는 곧바로 간호사에게 알리도록 하자. 이때부터 식사를 개시할 수 있게 될 것이다.

최근에는 수술 후 생활의 질을 개선하기 위해 빨리 침대에서 일어날 수 있도록 조기에 재활을 시작하고 있다. 침대에 앉아있는 시간을 길게 하는 것에서 시작하여, 짧은 거리를 걷고, 점차 걷는 거리를 늘려나가는 것이 통상적인 재활이다. 화장실에 가는 것이나 산책도 재활훈련이 된다. 의사나 간호사로부터 재활에 관한 지시를 받으면 열심히 재활훈련을 하자. 재활을 확실하게 하면 체력 회복도 더욱 빨라질 것이다. 단, 너무 무리하는 것은 금물이므로 의사나 간호사의 지시를 따르도록 하자.

퇴원 후의 통원치료

순조롭게 회복되면 퇴원 준비가 시작된다. 소화기질병인 경우에는 식사지도가 이루어지는데 실제 식사를 준비해주는 가족도 동석하는 것이 좋다. 인공항문(스토마)이나 지속적 외래 복막투석(CAPD) 수술을 한 경우에도 가정에서의 관리법에 관한 교육을 받을 필요가 있다. 이 경우에도 가족과 함께 강의를 듣고, 실제로 연습을 하도록 하자. 여러 번 연습하여 허둥대는 일이 없도록 하는 것이 중요하다. 퇴원을 할 때 의사나 간호사에게 답례를 해야 한다고 생각하는 가족이 많은데 병원에 따라서 정중하게 거절하는 경우도 있다. 감사의 마음을 전하고 싶다면 휴게실에 도서를 기증하거나, 소아병동인 경우에는 어린이들이 놀 수 있는 안전한 장난감을 선물하는 등 상대방이 부담스러워 하지 않고 받아들일 수 있도록 배려하는 것이 좋다. 간호사들은 '퇴원할 때 환자의 환한 얼굴이 무엇보다도 큰 선물'이라고 생각하고 있으므로 마음에서 우러나오는 인사말을 전하는 것만으로도 충분할 것이다.

퇴원 후, 업무에 복귀하기 전까지는 집에서 충분히 휴식을 취하면서 천천히 평상시의 생활에 몸이 익숙해지도록 한다. 일반적으로 입원기간이 길어지면 이러한 복귀까지의 시간도 조금 길게 잡는 편이 좋다고 한다. 언제부터 사회복귀가 가능할지에 관한 것은 주치의와 상담하여 정하는 것이 좋다.

질병에 따라서는 퇴원 후에도 외래에서 통원치료를 하면서 경과를 관찰하기도 한다. 정기적으로 수술을 받은 병원에 통원치료하는 것이 좋을지 또는 주치의에게 맡기는 편이 좋을지도 확인하도록 한다. 평소 진찰은 주치의에게서 하고, 정밀기기를 이용해야 하는 정기검사는 큰 병원에서 하는 방식으로 나누는 것도 좋은 방법이다. 병원 담당의에게서 치료경과나 검사 데이터 등의 소개장을 받으면 주치의에게 진료를 받는 일이 수월해진다.

뇌졸중이나 외상 등으로 인해 지속적인 재활이 필요한 경우, 병원에 재활과가 있으면 통원하여 치료할 수 있지만 보행이 곤란하다면 오고 갈 때 누군가의 도움을 받아야 하므로 가족에게 부담이 되기 쉽다. 만약 자택 근처에 통원 가능한 재활시설이 있다면 그곳이 환자의 상태에 알맞은 시설을 가지고 있는지 여부를 조사해두도록 하자.

경우에 따라서는 재활전문병원에 재입원하는 편이 좋을 수도 있다. 재활전문병원 중에는 사지(팔, 다리)의 기능훈련뿐만 아니라 합병장애로서의 언어장애, 시청각장애, 배뇨장애 등의 재활을 하는 곳도 있다.

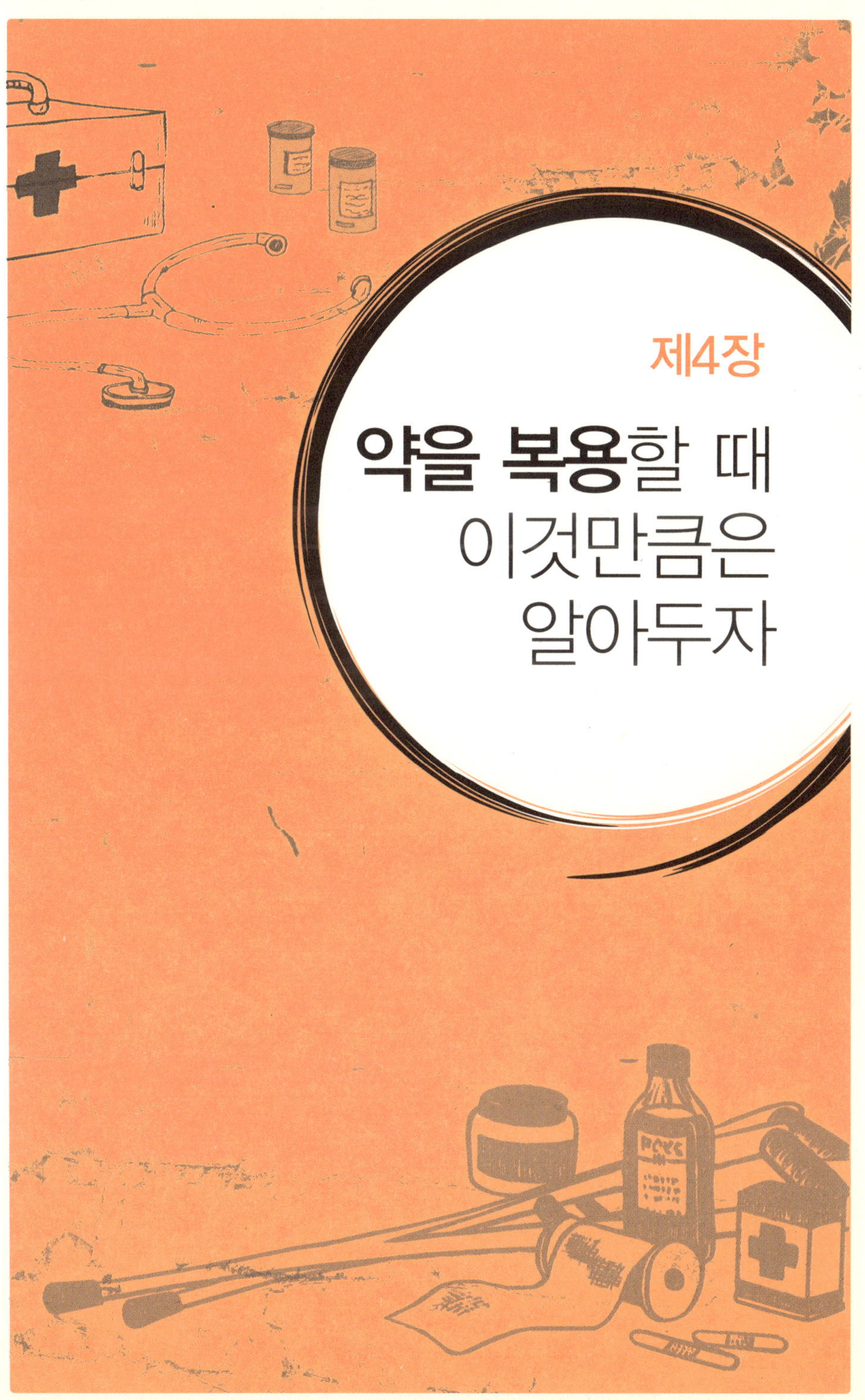
제4장
약을 복용할 때
이것만큼은
알아두자

의약분업이란 무엇인가?

병원이나 의원에서 진찰을 받으면 접수처에서 처방전을 받고 '약국에서 약을 타시면 됩니다.' 라는 말을 듣게 된다. 이러한 시스템을 의약분업이라고 한다. 의약분업은 병원과 약국의 기능을 분리하면 쌍방에게 이득이 되기 때문에 만들어진 제도인데 환자에게도 다양한 이점이 있다. 병원과 원외약국, 환자 각각이 누리게 되는 이점은 다음과 같다.

✚ 병원의 이점

의약분업을 실시되지 않았을 때는 병원이나 의원 안에 있는 약제부에 환자가 필요로 하는 많은 종류의 약을 구비해 두어야만 했다. 의약분업을 한 후부터는 원내의 재고 관리, 약사 확보, 약을 보관해야 하는 공간 등이 필요하지 않게 되면서 의사가 선택할 수 있는 의약품의 폭이 넓어지게 되었다.

✚ 원외약국(일반 약국)의 이점

약사 본래의 전문적인 기술이나 지식을 활용하여 약을 통해 환자의 건강관리를 할 수 있게 되었다.

✚ 환자의 이점

처방된 약의 이름, 효능, 복용방법 등에 대해서 정확한 설명을 들을 수 있게 된 것이 최고의 장점이다. 대부분의 약국에서는 복용방법이나 부작용에 관해 상세히 설명해주므로 많은 도움이 될 것이다.

또한 예전에는 진찰이 끝나도 회계에서 기다려야 하고 조제에서 기다려야 했다. 때문에 한번 병원에 가면 반나절 또는 하루가 걸리기도 하여 힘들었는데, 이런 부분도 어느 정도 해소되었다. 환자가 약국을 자유로이 선택할 수 있게 된 것도 좋은 점 중 하나이다.

그러나 무엇보다도 가장 큰 이점은 여러 병원에서 진찰을 받는 경우, 약국 한 곳을 정해 두면 다른 약들과 함께 복용할 때 부작용을 막을 수 있게 되었다는 점일 것이다. 이 점에 관해서는 다음 장을 참고하기 바란다.

부작용이 걱정된다면
단골 약국을 만들어라

O씨(54세, 여성)는 감기에 걸렸을 때는 가까운 주치의, 갱년기장애
치료는 대학병원, 당뇨병 치료는 지역종합병원, 알레르기 치료는
가까운 이비인후과라는 식으로 몇 군데 병원에서 진찰을 받고 있
다. 이렇게 여러 병원을 이용하던 중 황당한 사건을 당하게 되었다
고 한다.

어느 날 밤, O씨는 저녁식사를 마치고 몇 가지 종류의 약을 복용하
고 목욕을 하였다. 그런데 욕조 속에서 꾸벅꾸벅 졸게 되면서 조금
씩 탕 속으로 몸이 가라앉아 버린 것이다. 좀처럼 욕실에서 나오지
않는 것을 걱정한 가족이 그녀를 불렀지만 대답이 없었다. 문을 열
어보니 O씨는 얼굴이 물속에 잠긴 채로 의식을 잃고 있었다고 한
다. 가족이 O씨의 얼굴을 위로 들어 기도를 열어서 다행히도 호흡
이 다시 시작되었고, 구급차로 병원에 실려가 의식도 회복하여 목
숨을 건졌다. 하지만 그 후, 물이 폐에 차게 되어 폐렴으로 장기입
원을 하게 되었다.

의사는 "O씨가 복용한 약들을 조사해 보았더니 갱년기장애로 처방

된 약과 알레르기로 처방된 약 2가지 모두 수면을 불러일으키는 부작용이 있었습니다. 그런데 이 약들을 함께 복용하여 작용이 강해져서 잠들어 버렸을 가능성이 높습니다.”라며 이러한 상황의 원인 중 하나로 약의 중복을 꼽았다. O씨는 병원에서 처방전을 받으면 각각 다른 약국에서 조제했으며 이미 복용 중인 약에 대해서도 정확하게 이야기하지 않았던 것이다.

O씨는 의사에게 “무슨 약을 먹고 있는지 어떻게 전부 다 기억할 수가 있나요. 게다가 병원에서 가까운 곳에 있는 약국에서 약을 타는 것이 편리하잖아요.”라고 말했다. 의사는 그 후 어느 의료기관을 가더라도 약은 반드시 한 군데서 받으라는 엄명을 내렸다고 한다.

여러분은 어떠한가? O씨와 같이 대학병원에서 진찰을 받으면 병원과 가까운 약국에서 약을 받고, 집 근처 내과에서 처방받은 약은 내과 근처 약국에 가는 행동을 하고 있지는 않은가? 실제로 이런 식으로 약을 받는 사람이 매우 많다. 아니, 대부분의 사람이 다양한 약국에서 약을 받고 있다고 해도 될 것이다.

약은 함께 복용하면 중대한 부작용이 생기거나 효과가 너무 강해지거나 효과를 불식시켜 버리거나 할 가능성이 있다. 자신이 복용하고 있는 약의 이름을 정확하게 외우고 약국에 전달한다면야 좋겠지만, O씨처럼 제대로 전하지 않으면 생각지도 못한 사고에 휘말릴 위험성이 커진다. 그래서 권하고 싶은 것이 ‘단골 약국’을 정하는 것이다. 단골 약국이란 문자 그대로 한 곳의 약국에서 모든 약을 조제하는 것이다.

단골 약국의 장점

가까운 병원에서 진찰 후 처방전을 받았다고 해보자. "어디에서 약을 타면 좋을까요?"라고 접수처에 물어보면 대개 "근처에 ○○약국이 있으니 그곳에 가시면 됩니다."라는 대답을 해줄 것이다. 경우에 따라서는 약국의 이름이 기재된 지도를 건네주면서 "이 약국으로 가시면 됩니다."라고 하는 곳도 있다. 그러나 반드시 병원에서 알려주는 약국으로 가야 할 의무는 전혀 없다! 어느 약국을 이용할 것인지 정하는 것은 환자 자신이므로 의료기관은 약국을 지정할 수 없는 것이다. 환자가 물어볼 경우에 어디까지나 참고할 수 있도록 가까운 약국을 알려주는 것일 뿐이다.

그러나 환자 입장에서 생각하면 '저 약국이 이 의료기관에서 지정한 곳인가.' 하는 착각을 하기 쉽다. 이로 인해 진찰을 받고 있는 의료기관이 5군데라면 5군데의 약국에서 약을 타게 되는 것이다. 그러나 이렇게 하면 의약분업의 장점을 활용하지 못할뿐더러, 오히려 약의 중복으로 인한 피해를 받게 되기 쉽다.

약은 양날의 칼과 같다. 질환이나 증상을 완화·개선하는 효과가 있는 반면, 부작용도 가지고 있다. 앞서 예로 들었던 O씨처럼 다른 의료기관에서 비슷한 약을 처방받아 평상시보다 많은 양을 복용하다가는 심각한 부작용을 일으키기 쉽다. 그래서 단골 약국을 정해둘 것을 권하는 것이다. 여러 의료기관에서 처방전을 받더라도 조제는 반드시 한 군데의 약국에 맡겨야 한다. 대학병원에서 받은 처방전도, 가까운 내과의에서 받은 처방전도 모두 한 곳으로 가져가서 조제받도록 하자.

단골 약국은 집과 가까운 곳으로 정하는 것이 원칙이다. 전철을 타고 나가야 하는 대학병원 근처의 약국을 단골 약국으로 정해 버리면, 근처 병원에서 처방전을 받게 될 경우 일부러 전철을 타고 먼 곳까지 가야만 한다. 가까운 약국에 다니며 평상시 얼굴을 익혀두는 것이 좋겠다.

단골 약국을 활용하는 방법

여러 의료기관을 다니고 있는 환자가 단골 약국에 처방전을 가지고 갔다고 가정해보자. 이때 약사가 오늘 처방받은 약과 지금 먹고 있는 약을 함께 복용하는 것은 좋지 않다고 판단하면 담당의사에게 보고하게 된다. 그리고 "어떻게 하면 좋을까요?"라고 문의하고 지시를 받게 될 것이다. 이것이 단골 약국을 한 군데로 정하고 모든 의료기관의 조제를 맡김으로써 얻게 되는 이점이다. 부작용으로 인한 피해를 미연에 방지할 수 있는 것이다.

일반적으로 시판되고 있는 약도 단골 약국에서 구입하면 안심할 수 있다. 아무리 일상적으로 복용하는 약이더라도, 일반인이 함부로 판단하여 복용하면 위험한 경우도 있다. 이럴 때는 단골 약국을 통해 구입하여 약사로부터 다른 약과의 궁합이나 복용에 대한 주의사항 등을 들을 수 있도록 하자.

단골 약국에서는 약을 건네줄 때 약의 명칭과 효능 및 효과, 주의사항, 부작용, 다른 약이나 음식물과의 궁합 등에 대한 정보를 확실하게 제공할 의무가 있다. 이외에 별도의 비용이 들기는 하지만 개인의 복약수첩에 조제한 연원일, 의료기관명, 약의 이름, 양 등을 기록해주는 경우도 있다. 자연재해 등으로 진료받던 의료기관이 갑자기 기능하지 못하게 되었다고 해도 복약수첩을 가지고 가면 다른 병원에서 계속해서 진료를 받을 수 있을 것이다.

또한 복용하는 약의 종류가 많은 경우, 아침 점심 저녁으로 따로 구분해서 처방을 받을 수도 있다. P씨(82세, 남성)의 경우, 예전에는 약을 먹는 것이 마치 업무처럼 느껴졌다고 한다. 복용하는 약의 종류가 많을 뿐 아니라 아침 점심 저녁에 복용해야 하는 분량도 모두 달랐으며, 하루 3번 돋보기 안경을 끼고 약을 구분하기도 힘들었다. 그러던 어느 날 단골 약국에서 "힘드시겠어요. 아침 점심 저녁, 구분할 수 있도록 분포해 드리겠습니다."라는 말을 듣게 되었다고 한다.

분포(分包)란 복약시점마다 먹어야 하는 약들을 각각의 봉투로 만들어주는 조제방법이다. 기본적으로는 의사의 지시가 필요하지만 환자가 직접 '아침 점심 저녁으로 나누어 주세요.'라고 부탁할 수도 있다. 환자로부터 신청이 있는 경우, 약사는 의사에게 확인한 후에 분포를 한다. 약을 복용할 때 실수할 확률이 있는 노인이라면 약을 분포하여 받으면 안심할 수 있을 것이다. 또한 캡슐 종류의 약을 잘 복용하지 못하거나, 어린이가 쓴 약을 먹으려 하지 않을 때도 의사에게 연락을 취하여 효능은 같지만 다른 형태의 약을 처방해줄 수 있다. 따라서 일단은 약사와 상담해보기 바란다.

약 먹는 것을 깜박했을 때

누구나 깜빡하고 약 먹는 것을 잊어버린 경험이 한번쯤 있을 것이다. 이럴 때는 어떻게 하면 좋을까? Q씨(62세, 여성)는 수개월 전부터 고혈압 치료를 위해 강압제를 복용하고 있다. 그런데 약을 정기적으로 먹는 것이 아직 익숙하지 않아 이따금 먹는 것을 잊어버리곤 한다. 친구와 여행을 갔을 때도 약을 가져가지 않아 1주일 동안이나 복용하지 못했다. 여행에서 돌아온 Q씨는 다음날 진찰을 받으러 병원에 가게 되었다. 그리고는 '혼날지도 모르니 의사선생님께는 말씀드리지 말아야지.' 라고 생각했다고 한다.

그런데 의사가 고개를 갸우뚱거리며 "약을 제대로 복용하고 계신가요?"라고 물어보는 것이었다. Q씨는 아무렇지 않은 듯 "네, 잘 먹고 있는데요."라고 대답하였고 결국 평소처럼 강압제를 처방받았다. 위벽을 보호하는 약과 비타민제를 함께 처방받았기 때문에 강압제가 예전에 복용하던 것과 다르다는 사실은 전혀 알아차리지 못한 채였다.

3일이 지났을 때, Q씨는 갑자기 속이 안 좋아진 것을 느끼게 되었다. 다행히도 낮시간대여서 주치의에게 다시 진찰을 받았는데 혈압이 100을 넘어가고 있었다. 이때가 되어서야 Q씨는 "사실은 1주일 정도 약을 복용하지 못했습니다."라고 실토하여 의사를 깜짝 놀라게 만들었다.

의사는 환자가 약을 확실히 복용하고 있다는 사실을 전제로 처방을 한다. 복용하는 것을 잊어버릴 수는 있지만, 정직하게 말하지 않으면 약 효과가 없다고 판단하여 강한 약으로 바꾸는 경우도 있는데 Q씨가 바로 그런 경우였던 것이다.

약에는 강압제처럼 매일 같이 반드시 복용해야 하는 약이 있는가 하면, 약의 부작용을 최소한으로 억제하기 위해 처방되는 위 보호약처럼 꼭 먹지 않아도 되는 약도 있다. 의사로부터 약을 처방받았다면 "잊지 않고 꼭 먹어야 되는 약은 무엇입니까?"라고 확인해보는 것도 중요하다. 절대로 빠뜨려서는 안 되는 약은 주머니 속이나 회사 책상서랍 등에 1~2회분을 넣어두도록 하자. 이렇게 하면 약을 지참하지 않은 날에도 복용할 수 있을 것이다.

아침에 1회 복용하는 약을 처방받았다면 깜빡했을 경우 낮에 복용해도 좋은지, 다음날 아침에 복용하면 되는 것인지, 아침과 낮 사이에 복용하면 되는지에 관해서도 확인해두자. 마찬가지로 하루에 3번 복용하는 약도 복용하는 것을 잊었을 때는 1회분을 빠트려도 좋은지 등, 빠트렸을 때의 경험으로 짐작되는 것을 확인해두도록 한다. 어떻게 대처하면 좋을지 판단이 되지 않을 때는 처방해준 약국에 전화로 문의해보자.

그리고 꼬박꼬박 먹어야만 하는 약을 깜빡했을 때는 반드시 의사에게 정직하게 말해야 한다. 숨기려고 하는 자세는 금물이다.

처방받은 약은
전부 복용해야만 할까?

의사는 환자의 증상에 맞추어 필요하다고 판단되는 약을 처방한다. 예를 들어 감기라고 생각되면 해열제, 기침을 멈추는 약, 코의 염증을 억제하는 약, 항생제, 위 보호약 등을 처방하는 경우가 많은 것 같다. 처방된 약을 보고 '이렇게 많은 약을 복용해도 괜찮을까?' 라고 생각한 적이 한번쯤 있을 것이다.

약은 효과와 부작용이라는 양면을 가지고 있다. 극단적인 예이기는 하지만 A라고 하는 약의 부작용을 억제하기 위해 B라는 약을 함께 복용하고, B의 부작용을 억제하기 위해 C라는 약을 먹는 식으로 악순환에 빠지는 경우도 존재한다. 그러나 반대로 생각하면 부작용이 있는 약을 반드시 처방할 필요가 있다면 이 때문에 다른 약을 함께 처방해야만 할 수도 있는 것이다. 이런 이유로 약의 종류가 많아지게 된다.

따라서 설령 약이 너무 많다고 느껴지더라도 함부로 판단하고 골라 먹어서는 안 된다. 물론 복용을 중지하는 것이 괜찮은 약도 있지만, 종류에 따라선 커다란 문제를 야기할 수도 있기 때문이다. 예를 들어 세균감염의 가능성이 있거나 또는 폐렴에 걸릴 위험성이 높은 경우에 처방되는 항생물질은 세균을 없애는 작용이 강하기 때문에 전혀 관계없는 부위의 선옥균까지 제거하기도 한다. 때문에 항생물질을 복용한 다음, 심한 설사를 경험한 사람은 '이 약을 복용하면 다시 고생한다.' 면서 복용을 중지해버릴 수 있는데, 이로 인해 세균에 감염되어 폐렴이나 신장염을 일으키는 경우도 충분히 있을 수 있다. 특히 노인의 경우 이런 위험성이 높은 편이다.

약에 관하여 의문이 있을 때는 의사에게 "예전에 이 약을 먹었더니 심한 설사를 했어요. 꼭 먹어야만 하는 약인가요?"라고 솔직하게 물어보아야 한다. "그럼 일단 그 약은 복용하지 말고 상태를 두고 봅시다."라거나 "지금 환자분의 상태에서는 이 약을 먹지 않으면 상태가 악화될 수 있으므로 반드시 복용해주세요."라는 답변이 돌아올 수도 있겠다. 어떤 경우이든 의사의 지시를 따르는 것이 중요하다.

또 한 가지, 약에 관해서 주의해야 할 것은 '완전히 좋아졌으니 그만 먹어도 되겠지.' 라며 함부로 판단하여 복용을 중지하는 것이다. 자기 멋대로 효과가 없다고 판단하여 복용을 중지하는 사람도 있다. 그러나 고혈압이나 당뇨병 등은 약을 복용하기 때문에 몸의 상태가 안정되어 있는 것이므로 함부로 복용을 그만두면 단숨에 혈압이나 혈당치가 뛰어 오르게 된다. 또한 부신피질호르몬 외용약 같이 그만두면 다시 예전 상태로 되돌아오고, 중대한 부작용을 일으키는 경우도 있으므로 함부로 약을 중단하는 것은 위험하다.

의사로부터 복용을 중지해도 된다는 허락을 받은 것이 아니라면 절대로 혼자 판단하여 복용할 것인지 말 것인지를 결정해서는 안 된다.

약에도 유효기간이 있다

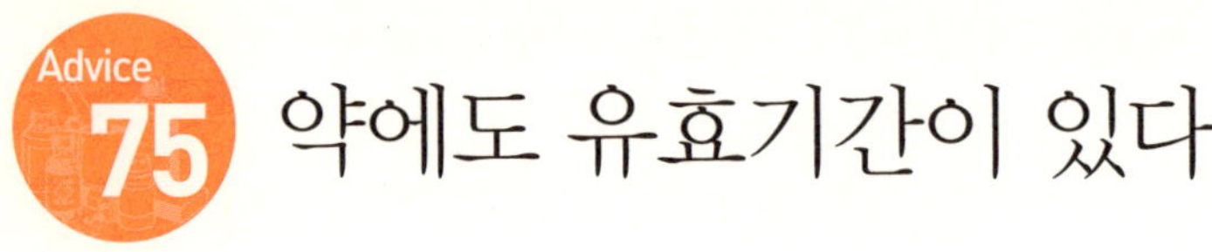

시판되는 약에는 육류나 가공식품과 마찬가지로 유효기간이 인쇄되어 있다. 그러나 병원에서 처방받은 약의 경우, 튜브 형태의 바르는 약이나 입을 헹구는 약, 안약 등에는 유효기간이 표기되어 있지만 캡슐이나 정제에는 아무런 표기가 되어 있지 않다. 때문에 나중에 다시 사용하게 될 지도 모른다는 생각으로 남은 약을 보관하고 있는 사람들이 많은 것 같다. 혹시 여러분 또한 집에 있는 약상자에 몇 년 전에 복용하고 남은 약이 봉지째로 들어있지는 않은가? 그렇다면 병원에서 처방받은 약은 언제까지 복용할 수 있는 것인지에 관해 알아보자.

일반적으로 시판되는 캡슐이나 정제약의 유효기간은 2~3년이다. 그러나 병원이나 약국에는 한 번에 대량의 약이 납품된다. 따라서 처방되는 시점을 기준으로 유효기간이 수개월 만에 끝나는 약일 가능성도 존재한다.

병원이나 조제약국에서 사용하는 약은 대량으로 캔이나 상자에 담긴 채 납품된다. 이 상자에는 실제 유효기간이 기록되어 있지만 환자에게 건네줄 때는 유효기간에 대한 설명은 하지 않는다. '유효기간을 약 봉투에 적어두면 좋을 텐데' 라는 생각이 들 수도 있겠지만 시판되는 약과 병원의 약은 기본적으로 접근방식이 완전히 다른 것이라고 할 수 있다.

시판되는 약은 양복으로 말하자면 기성제품이다. 가슴둘레 등의 기본적인 사이즈가 맞고 디자인이 마음에 들면 소매가 조금 길더라도 구입해서 입을 수 있는 것이 기성제품이다. 이에 비해 병원에서 처방받은 약은 주문복이다. 어깨 폭은 몇 인치, 허리의 조임 정도는 이렇게, 소매 디자인은 저렇게 등등 각각의 체형이나 기호에 맞추어 한 사람 한 사람에게 맞는 양복이 만들어지는 것과 마찬가지로 열은 몇 도, 간기능은 얼마, 혈압은 어느 정도라는 식으로 각각의 환자에게 맞추어 선택되는 것이 병원의 처방약이다.

10년 전에 맞춘 양복이 지금의 체형이나 유행에 맞지 않는 것처럼 1년 전의 몸 상태 역시 지금과 미묘하게 차이가 난다. 감기에 걸려 체온이 38℃이었던 1주일 전의 몸 상태와 평균 체온으로 돌아온 몸 상태도 완전히 다르다. 그 약이 1주일 전의 상태에 맞추어져 '1주일 동안의 분량' 으로 처방된 것이라면 그것은 처방받은 1주일 동안에 먹는 것을 전제로 한다. 즉, 그 1주일이 환자에게 있어서 유효기간이 되는 것이다.

이처럼 병원에서 받은 약은 보관해두고 복용하는 것이 아니다. 약에 유효기간이 표기되어 있지 않은 것은 이러한 이유 때문이다. 그러므로 아무리 동일한 증상이라 해도 작년에 받은 약을 복용하거나 큰 아이가 먹던 감기약을 작은 아이에게 복용시키는 일은 절대 하지 않도록 하자.

의사는 환자의 증상이나 연령, 체질 등을 생각하여 약을 처방한다. "형과 똑같은 증상이니까 약만 주세요."라며 진찰을 받지 않고 처방만 해달라고 하는 것도 금물이다. 약의 효능은 사람에 따라서 다르며 자칫 사고로 이어질 수도 있기 때문이다.

부작용이 생긴 경우의 대처요령

대부분의 약에는 부작용이 따른다. 본태성고혈압이나 신성고혈압, 협심증 등의 치료에 사용되는 칼슘 길항제를 예로 들자면 알레르기 증상(습진 등), 안면 홍조, 두통, 현기증, 오심(惡心)과 구토, 식욕부진, 변비, 간기능 이상, 하지 부종, 탈력감, 과민증 등의 부작용이 있다고 한다. 이처럼 많은 부작용에 대해 듣고 나면 '복용하지 않는 편이 좋겠다.'고 생각할 수도 있을 것이다.

그러나 이것은 어디까지나 상정되는 부작용을 모두 열거한 것에 지나지 않는다. 모든 사람에게 모든 부작용이 생기는 것은 아니다. 거의 부작용이 나타나지 않는 사람도 있는가 하면 많은 종류의 부작용이 나타나거나 강하게 나타나는 사람도 있다.

일반적으로 효과가 강한 약일수록 부작용도 강하게 나타난다. 의사는 작용과 부작용의 균형을 생각하면서 약을 처방하며, 부작용에도 불구하고 치료를 하는 편이 좋겠다고 판단되는 경우에는 부작용을 다른 약으로 조정하면서 처방하기도 한다.

만일 의사로부터 처방받은 약을 복용하고 부작용이 생겼다면 어떻게 대처해야 할까? 절대로 해서는 안 되는 것이 의사의 승낙을 얻지 않고 무단으로 약의 복용을 중지하는 것이다. 앞서 설명했듯이 약에 따라서는 급하게 중지함으로써 몸의 상태가 악화되거나 갑자기 심각한 증상이 나타나게 될 수도 있기 때문이다.

우선은 "이런 부작용이 있는데도 약을 계속해서 복용하는 것이 좋을까요?"라고 의사에게 확인해보도록 하자. 직접 갈 여유가 없는 경우에는 전화로 문의를 한다. 그 약을 계속 복용해야 할지 다른 것으로 바꾸는 편이 좋을지, 정보를 제공하는 것은 환자이며 판단하는 것은 의사이다.

알레르기가 있는 경우, 부작용을 예방하기 위해서는 의사에게 미리 말해두는 것이 중요하다. 그리고 예전에 복용한 약의 이름과 그때 나타났던 증상 등을 정확하게 전달하자. 약의 이름을 모르는 경우에는 어떤 증상일 때 처방받았던 약인지 이야기하는 것만으로도 판단기준이 된다.

그때까지 처방받은 약의 이름이나 의료기관, 질환명 등을 기록한 복약수첩이 있다면 이럴 때 크게 도움이 될 것이다. 일일이 기록하기가 쉽지 않다면 병원에서 받는 처방전 중 환자용을 보관해두는 것도 좋다.

또한 임신 초기에는 약이 태아에 악영향을 끼치는 경우가 있다. 월경이 늦어지는 경우에는 임신이 확실하지 않더라도 의사에게 이에 관한 사실을 말해두도록 하자.

식전, 식후, 식간이란 무엇인가?

처방된 약의 설명서나 봉투에는 '식전, 식후, 식간, 몇 시간마다, 공복 시, 취침 전' 같이 그 약을 복용해야 하는 타이밍이 기재되어 있다. 이것은 약의 효과가 가장 잘 나타나도록 그리고 부작용을 가능한 막기 위해 설정한 것이다. 적당히 복용하면 생각지도 못한 폐해가 나타나므로 확실히 지키도록 하자.

그러나 식후, 식간이라고 해도 식사를 빠트리거나 평소보다 식사시간이 늦어지게 되면 어떻게 해야 할까? 이번 장에서는 약을 효과적으로 복용하는 방법에 대해서 알아보자.

✚ 식후

약의 복용방법 중에서 가장 많은 것이 식후이다. 일반적으로는 식사 후 30분을 기준으로 하는데, 30분 이내에 복용해도 괜찮다. 30분 후이라는 사실에 너무 집착하다 복용하는 것을 잊어버리는 것보다는 조속히 복용하는 편이 훨씬 낫다.

그렇다면 식사를 하지 못한 경우에는 어떻게 하면 좋을까? 소화를 돕는 약이나 위벽을 상하게 할 위험성이 높은 약은 음식물이 위에 있는 동안에 복용해야 의미가 있는 것이므로 무엇이든지 조금이라도 먹은 후에 복용하도록 한다. 그러나 위를 상하게 할 염려가 적은 약일 때는 식사에 구애받을 필요가 없다. 또한 규칙적으로 약을 먹도록 하기 위해 일부러 식후로 지정하는 약도 많이 있다.

따라서 식사가 불규칙한 사람은 약을 받을 때 "이 약은 공복에 복용하면 안 되는 것입니까?"라거나 "식사를 하지 않았거나 식사시간이 늦어졌을 때는 어떻게 하면 좋을까요?"라고 물어보도록 하자.

✚ 식전

식전에 복용해야 하는 약들은 위 속에 음식물이 들어있는 상태에서 복용하면 효과를 발휘하지 못하는 종류이다. 또한 식욕을 촉진하는 약과 구토를 멈추는 약도 식전에 복용한다.

✚ 식간

식사와 식사 사이, 즉 공복 시에 복용하는 약이다. 그러나 복용하는 것을 잊어버리기 쉬우므로 식후 2시간 정도가 되면 복용하도록 하자. 위궤양을 치료하는 약은 식간에 복용하는 경우가 많다.

✚ 몇 시간마다

복용시간을 지정받았다면 이는 식사와 관계없이 항상 혈액 속 약의 농도를 일정하게 유지하기 위해 복용하는 약이다. 세균을 죽이기 위해 처방하는 항생물질은 복용을 잊게 되면 혈액 속에 약의 농도가 떨어져서, 이로 인해 세균이 증식될 가능성이 있으므로 반드시 지시대로 복용한다. 취침 중에 복용하지 않아도 되도록 복용시간을 미리 생각해두도록 하자.

약을 먹을 때
물을 마셔야 하는 이유

R씨(25세, 남성)는 "저는 물 없이도 약을 먹을 수 있어요."라며 자랑하듯이 말하고 다니곤 했다. 이처럼 큰 소리를 치고 다니던 어느 날, 아침에 일어나자마자 가슴에 심한 통증을 느껴 급히 병원에 가게 되었다. 의사가 "어제 무엇을 드셨나요?"라고 묻자 R씨는 이것저것 일상적인 것들을 이야기하였는데 모두 가슴 통증과 관련되는 것은 아니었다. 심장이나 폐, 그 외 가슴 통증을 일으킬 가능성이 있는 다른 장기에도 문제가 없었다. 그때 문득 전날 밤 속이 거북했던 것이 생각났다고 한다. R씨는 "어제 밤에 약을 먹었을 때, 왠지 목이 당기는 느낌이 들었어요. 그건 상관없는 일이겠죠?"라고 물었다. 그 말에 무언가 떠오른 듯 의사가 식도를 조사해 보았더니 새빨갛게 짓물러 염증이 생겨 있었다고 한다.

"아무래도 약이 식도에 걸려서 염증을 일으킨 것 같습니다. 식도 통증은 가슴 통증으로 느껴지는 경우가 있습니다. 물과 함께 제대로 복용했습니까?"

"아니요. 항상 침으로 꿀꺽 삼키는데요."

"그게 원인이었군요! 절대로 약을 물 없이 삼켜서는 안 됩니다."

R씨 같은 사람들은 의외로 많이 있다. 특히 해열제, 진통제, 항생제, 캡슐에 들어간 약 등은 식도에 걸리면 그곳에서 녹아내려서 점막에 상처를 내고 염증을 일으키는 약이다. 약을 먹을 땐 미지근한 물을 한 컵 마시라고들 하는데, 이는 약을 녹이기 위해 수분이 필요할 뿐만 아니라 약을 부드럽게 위로 보내기 위한 것이기도 하다.

또한 약에는 산제(散劑), 과립제, 정제, 캡슐, 시럽 등의 형태가 있다. 산제는 곧바로 녹기 때문에 장에서 흡수가 빠른 것이 특징이다. 과립제는 쓴 약을 코팅하거나 코팅의 두께를 달리 하여 녹는 시간을 조절한 것이다. 정제에는 녹기 쉬운 것, 먹기 좋게 설탕으로 코팅한 당의정, 위가 아닌 장에서 녹을 수 있도록 한 장용정, 장시간에 걸쳐 효과를 지속시키도록 특수 코팅을 한 것 등이 있다. 캡슐은 녹는 시간을 조절하거나 효과를 지속시키기 위한 것이다.

이러한 형태의 차이는 제각각 의미가 있는 것이므로 과립제나 정제를 씹어먹거나 캡슐에서 내용물을 꺼내서 복용하는 것은 금물이다. '씹어먹는 편이 빨리 효과를 발휘할 것이다.' 라며 장에서 녹도록 만들어진 정제를 씹어먹으면 약의 성분이 장에 도달하기 전에 위액으로 인해 완전히 효력을 상실하게 된다.

또한 약을 2배로 먹으면 2배의 효과가 있지 않을까 하는 생각이나 증상이 심하지 않으니 절반만 복용해도 되겠지 하는 판단을 함부로 해서는 안 된다. 약은 올바르게 복용해야만 효과를 볼 수 있으며 부작용도 줄일 수 있다. 미지근한 물 한 컵을 반드시 함께 마시도록 하고, 이렇게 했는데도 물구하고 목에 걸리는 느낌이 든다면 물을 조금 더 마셔보자.

약과 함께 먹어서는
안 되는 것들

술은 적당히 마시면 약이 된다는 말도 있다. 그러나 약을 먹을 때 술을 마시는 것은 절대 금물이다. 가장 위험한 것이 술과 수면제, 항불안제를 함께 복용하는 것이다. 술에는 뇌의 긴장을 억제하는 작용이 있는데 이러한 약에도 동일한 작용이 있기 때문에 이것이 겹쳐지면 뇌의 긴장을 억제하는 작용이 몇 배로 증강되어 정신을 잃게 되기 쉽다. 심할 경우엔 사망할 수도 있는 것이다.

또한 당뇨병 치료약을 복용 중일 때 술을 마시면 혈당을 낮추는 작용이 겹쳐져서 저혈당상태가 된다. 고혈압 치료로 강압제를 복용 중인 경우에도 마찬가지이다. 술과 함께 강압제를 복용하면 저혈압이 유발된다.

술은 간에도 영향을 끼친다. 대량으로 술을 마시면 간은 술을 대사시키는 것만으로도 벅차기 때문에 약을 대사시킬 여력이 없어진다. 그 결과 약의 작용이 항상 남아있게 되고, 경우에 따라서는 약물중독을 일으키는 경우도 있다. 또한 약을 맥주 또는 물을 섞은 술 등과 마시는 것 역시 위험한 행위이다. 평소 약을 복용하고 있다면 금

주를 기본으로 하고, 이것이 어렵다면 적어도 절주하기 위해 노력
하자.

한편 우우와 함께 먹으면 효과를 볼 수 없는 약도 있다. 테트라시클
린(tetracycline)계통의 항생물질이나 뉴퀴놀론(new quinolones)
계통의 항생제는 우유에 함유되어 있는 칼슘에 의해 흡수력이 떨어
지는 것으로 알려져 있다. 요구르트, 칼슘강화음료 등과 함께 먹는
것도 삼가야 한다. 또한 장에서 녹을 수 있도록 만들어진 약을 우유
와 함께 먹으면 위의 산성도가 일시적으로 올라가 코팅이 녹아내리
게 된다. 그 결과 장에 도달하였을 때는 효과를 나타낼 수 없는 경
우도 있다.

차와 함께 먹어선 안 되는 것은 주로 정제형 약들이다. 차에 함유되
어 있는 탄닌성분과 정제가 만나면 불용성 염을 만들어 철의 흡수
를 저해한다. 최근에는 차와 함께 먹어도 영향을 받지 않는다는 보
고도 있었지만 역시 물과 함께 복용하는 편이 안전하겠다.

커피, 홍차, 우롱차, 녹차, 일부 드링크제 등에 함유되어 있는 카페
인은 간에서 대사되어 분해되는데 어떤 약은 카페인 분해를 저해하
고, 그 결과 체내에 카페인이 축적되어 두통이나 초조함, 불면 등의
부작용을 일으키는 것도 있다. 또한 카페인으로 인해 중추신경자극
의 작용이 강해져서 동일한 증상이 나타날 수도 있다. 이러한 음료
와 함께 먹으면 좋지 않은 약은 기관지 확장제, 요산을 낮추는 약,
위궤양이나 위염 약, 일부 뉴퀴놀론계통의 항균제 등이다.

치즈나 와인과 함께 먹으면 나쁜 약도 있다. 치즈나 와인에는 티라
민(tyramine)이라는 물질이 함유되어 있는데, 이것은 일반적으로
장내에서 분해되지만 결핵치료약인 이소니아지드(isoniazid)는 이

분해 작용을 저해하고 발한, 동계, 혈압상승, 두통, 오심, 구토 등을 일으키는 경우가 있다. 또한 위궤양이나 위염 치료약인 시메티딘(cimetidine)에도 동일한 작용이 있다고 한다.

최근에는 자몽이나 자몽주스와 혈압강하제(칼슘 길항제)를 함께 먹어선 좋지 않다는 사실도 밝혀졌다. 자몽의 쓴맛 물질인 플라보노이드가 약의 혈중농도를 상승시켜 약의 작용이 강하게 나타나게 되기 때문이다. 때문에 자몽과 강압제를 함께 먹으면 혈압이 너무 내려가게 되어 현기증이나 빈맥(頻脈)이 될 우려가 있다. 이외에 자몽주스는 면역억제제나 고지혈증 약에도 영향을 끼치는 것으로 알려져 있다. 따라서 원칙적으로 어떠한 약이건 간에 자몽주스와는 함께 먹지 않도록 하자. 자몽과 약의 작용시간이 어느 정도 차이가 있는지에 관해서도 개인차가 있으므로, 약을 복용하고 있다면 자몽이나 자몽주스는 되도록 삼가는 것이 좋다.

또한 클로렐라 식품, 세인트존스워트(허브의 일종)를 포함한 식품은 혈액이 굳는 것을 막는 작용을 하므로 혈액응고억제제와 함께 복용하지 않도록 주의한다. 자칫 이런 식품들로 인해 혈액응고억제제의 작용이 약해질 수도 있기 때문이다. 세인트존스워트 보조제는 약이 아니므로 안심하고 먹을 수 있다고 생각하기 쉬운데, 이처럼 혈액응고억제제의 작용을 약화시키거나 에이즈치료약의 작용을 약하게 만들 수도 있다.

이외에 마그네슘을 포함한 보조제를 다량으로 복용하면 일부 항생물질의 효과를 볼 수 없는 경우도 있다. 보조제와 약을 함께 복용하는 것에 대해서는 아직 밝혀지지 않은 부분이 많이 있으므로 약을 처방받을 때는 일상적으로 복용하고 있는 보조제와 건강식품에 대해서도 약사에게 확인해보자.

담배를 피우는 사람이 주의해야 할 것은 피임약이다. 흡연자가 경구피임약을 먹으면 심근경색이 될 위험성이 비흡연자의 16배에 이른다고 한다.

한약과 양약을 병용할 때도 주의가 필요하다. 과거 소시호탕으로 인해 간질성폐렴 발증이 문제가 되었던 적이 있었다. 의사의 관리하에서 양약과 한약을 병용하는 것은 안전하지만 일반인이 함부로 판단하여 함께 복용하는 것은 피해야 한다. 한약뿐만 아니라 침술이나 접골 등의 치료도 마찬가지이다. 서양의학에서 치료효과를 보지 못한 사람이 이러한 치료를 통해 좋아진 예도 있으며, 병행하여 개선할 수 있는 경우도 있다. 그러나 때에 따라서는 약효가 겹쳐져서 부작용이 나타나거나 작용을 상쇄해버릴 수도 있으므로, 한약 등의 치료를 병행하고 싶을 때는 반드시 주치의와 먼저 상담하도록 하자.

일반의약품과
전문의약품의 차이점

일반의약품과 전문의약품이라는 용어를 많이 들어보았을 것이다. 대부분의 사람들은 막연히 '일반적으로 사용할 수 있는 약'과 '전문가가 처방해줘야만 하는 약'으로 생각하는 경우가 많은 것 같다. 이 2가지의 차이점에 관해 자세히 알아보자.

의약품의 종류는 약사법에 의해 규정되어 있다. 기본적으로 '의약품'이란 사람 또는 동물의 구조기능에 약리학적 영향을 주기 위한 목적으로 사용되는 물품으로서 기구나 기계, 장치가 아닌 의료용구를 말한다. 이 중에서도 약리작용이 강해서 의사의 전문적인 진단과 지시 아래 사용해야만 하는 약이 바로 전문의약품이다. 특히 부작용이 있으며, 약물 중독을 일으킬 수 있고 다른 약과 병용했을 때 위험성이 커지는 약들이 해당된다. 그밖에 비교적 안전하여 약사나 환자가 임의로 선택할 수 있는 약은 일반의약품이라고 하는데, 텔레비전에서 광고하는 약들이 이런 종류에 속한다. 처방을 받을 필요가 없는 대신, 약효 또한 일시적이고 미미한 수준이다.

이처럼 전문의약품에는 반드시 의사의 처방이 필요함에도 불구하고 불법적으로 약을 유통하는 경우가 있다. 특히 다이어트나 성기능 약제들과 관련해 이러한 일이 많은 것 같다. 그러나 이는 자신의 건강을 위험에 빠뜨리는 행위일 뿐더러, '전문의약품은 반드시 의사 혹은 치과의사의 처방에 의해 판매한다'는 약사법 제21조4항을 위반하는 것이기도 하다. 적발되면 1년 이하의 징역이나 300만 원이하의 벌금에 처해질 수 있으며, '약사가 허가받은 약국에서 판매해야 한다'는 약사법 제35조1항을 어긴 경우에는 5년 이하의 징역또는 2천만 원 이하의 벌금에 처해질 수도 있다.

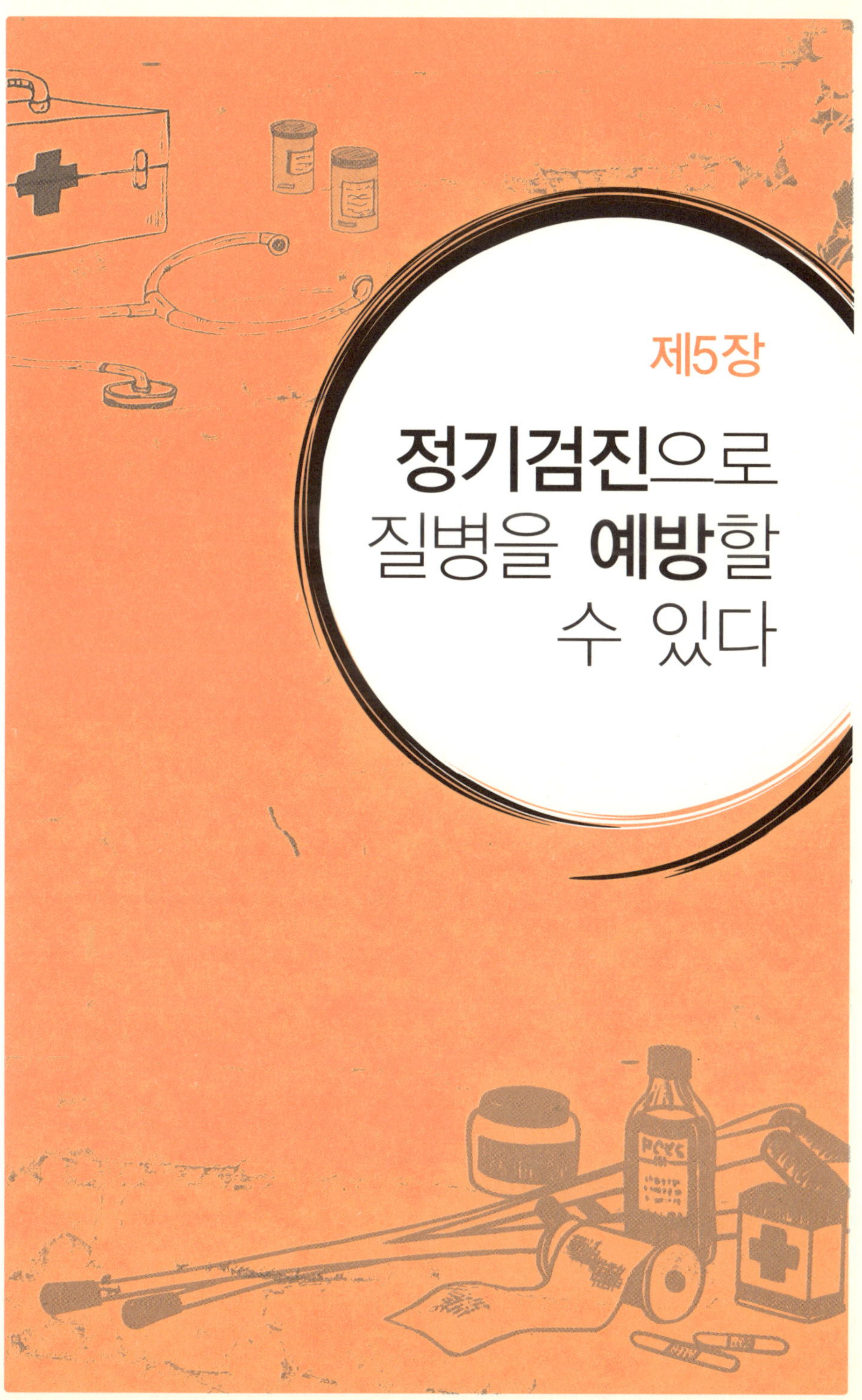
제5장
정기검진으로 질병을 예방할 수 있다

매년 정기검진을 받는 이유

대부분의 기업에서는 1년에 또는 2년에 한 번씩 정기검진을 하고 있다. 또한 국민건강보험공단에서도 가입자를 대상으로 2년에 한 번씩 무료정기검진을 실시하니 이용해볼 만하다. 지역에 따라서 다르지만 40세, 50세 생일을 전후하여 암검진이나 골다공증검진 등을 포함하여 종합검진을 실시하는 곳도 있다.

바쁜데 따로 시간을 내서 정기검진을 받아야 하는 게 귀찮다든지 검사했는데 이상이 있다고 할까봐 겁이 난다는 등의 이유로 정기검진을 받지 않거나 머뭇거리는 사람도 종종 있다. 그러나 정기검진은 다양한 질병을 조기에 발견할 수 있는 둘도 없는 기회이다. 정기검진만 꼬박꼬박 받아도 장래에 발증할 가능성이 있는 질병을 상당히 정확하게 파악할 수 있다. 자각증상이 나타났을 때에는 이미 진행되어 있는 질병도 많이 있으므로 반드시 시간을 내서 받아보도록 하자.

물론 정기검진을 받는다고 해서 이듬해까지 질병이 발증할 가능성이 전혀 없는 것은 아니다. 그러나 다양한 통계에 의하면 1년에 한 번씩만 검진을 받을 경우, 다음해 검진 때까지는 대체적으로 안심할 수 있다고 한다. 급격히 진행되는 질병이 나타날 가능성이 전혀 없는 것은 아니지만 암이나 당뇨병, 고지혈증, 고혈압 등의 생활습관병은 거의 걱정하지 않아도 된다는 것이다.

기업이나 자치단체가 하는 정기검진 외에 정밀종합검진도 있다. 반나절, 하루, 1박 등의 코스가 있으며 일반검진보다 검사항목이 많은 것이 특징이다. 예를 들어 일반 위암검사를 할 때는 바륨을 먹고 X선검사를 하지만, 정밀검진을 받으면 보다 정밀한 위 내시경검사를 받게 된다. 또한 검진을 받는 사람이 많은 일반검진에서는 문진하는 데 그다지 시간이 걸리지 않지만, 정밀검진의 경우에는 개인의 생활습관까지 파악하는 문진검사를 하므로 자신에게 적합한 조언을 들을 수 있다. 다만 가격이 다소 비싼 것이 흠이다.

이외에 심근경색이나 협심증을 체크하는 심장정밀, 뇌졸중이나 지주막하출혈의 위험인자를 체크하는 뇌정밀, 갱년기장애나 유방암, 골다공증 등 여성 특유의 질병을 체크하는 여성정밀검사도 있다. 자신의 증상이나 가족력 등을 고려하여 활용하자.

정기검진을 받을 때 주의할 사항

회사 정기검진일이 가까워오면 갑자기 술을 끊거나, 일시적으로 금연을 하거나, 열심히 걸으려고 하는 등 생활습관을 완전히 바꿔버리는 사람이 있다. 물론 검진 후에도 계속해 나간다면 좋겠지만, 대부분은 검진이 끝나면 원래의 생활로 돌아가게 된다.

검진 전에 일시적으로 바람직한 생활을 한 덕분에 검진수치에서 합격을 받는다고 해도 아무런 도움이 되지 않는다. 오히려 이것은 질병을 조기에 발견할 수 있는 기회를 자신의 손으로 차단하는 것과 같다. 정기검진은 자신의 잘못된 생활습관을 시정할 절호의 기회이므로 평소대로 받아야만 한다. 그럼 정기검진을 받기 전에 지켜야 할 주의사항들을 살펴보자.

✚ 검진 전날 밤에 야근하는 것은 삼간다

'내일은 하루 종일 일할 수 없을 테니 오늘 중에 정리해두자.'며 밤늦게까지 야근을 하는 사람도 있다. 그러나 무리를 하면 평상시보다 혈압이 올라가거나 한창 검사 중에 속이 나빠지는 경우도 생긴다. 또한 검사 중에는 몸이 좋지 않은 상태에서 받으면 위험한 것도 있으므로 전날에는 빨리 집으로 돌아가서 충분히 수면을 취하는 것이 중요하다. 담배도 피우지 않는 것이 좋다.

✚ 식사는 전날 저녁까지만 한다

위 속에 음식물이 있으면 실시할 수 없거나 공복상태가 아니면 정확한 수치를 얻을 수 없는 검사도 있다. 일반적으로 식사는 전날 밤 8시에서 9시 전까지 끝내고 그 후에는 간식도 금한다. 물은 많이 마시는 것만 아니라면 괜찮다. 그러나 당일 아침에는 식사는 물론 물도 마시지 않도록 한다. 소변검사가 있으므로 가능하면 아침 일찍 배뇨를 한 번 본 후에는 화장실에 가지 않도록 한다.

✚ 지병과 관련된 약은 복용하고 검사 시에 알린다

검진 설명서에는 '당일 아침에는 약을 먹지 말라.'고 되어 있지만 예외도 있다. 강압제를 먹지 않으면 혈압이 급상승하게 되는 사람, 혈당치가 불안정하여 인슐린 치료를 하고 있는 사람, 약을 먹지 않으면 부정맥이나 협심증이 나타나기 쉬운 사람 등은 반드시 복용하고 그러한 사실을 의사에게 이야기한다.

'보조제는 약이 아니니까 먹어도 무방하겠지.' 라고 생각하는 사람들이 많은데 비타민C가 들어간 보조제로 인해 소변 잠혈 반응이 변화하는 경우도 있으므로, 비타민C를 비롯한 건강보조제는 전날부터 먹지 않도록 하자.

✚ 자가용을 가져가지 않는다

검사 종류에 따라서는 가벼운 마취나 진통제를 사용하는 경우도 있다. 검사 당일에는 운전을 피하도록 하자.

정밀검사가 필요한 경우

검사 결과 검사수치가 기준치에 포함되어 있다면 걱정할 필요가 없겠지만, 기준치에서 벗어나 있으면 걱정을 하게 된다. 그러나 기준치라는 것은 건강한 사람의 평균치이므로 약간의 차이라면 심각하게 염려하지 않아도 된다. 신경이 쓰인다면 진찰을 받고 한 번 더 검사를 받아보도록 한다. 진찰 후에는 생활지도를 받고 수치 개선에 힘쓰는 생활을 하면 건강을 유지할 수 있을 것이다.

정말로 걱정해야 하는 경우는 해마다 기준치에서 크게 벗어나는 사람이다. 설사 기준치 내에 있다고 하더라도 해마다 상승하는 경우도 마찬가지이다. 혈압, 당뇨수치, 콜레스테롤수치, 중성지방수치 등이 점차 상승하고 있다면 생활에 문제가 있다는 증거이므로 잘못된 생활습관을 개선해나가도록 한다.

재검사나 정밀검사가 필요하다는 말을 듣게 되는 경우도 있다. 이것은 본인에게 커다란 쇼크이다. 어디가 잘못된 것이 아닐까 두려워 2차 검사를 받고 싶어 하지 않는 사람도 있는데, 이것이 바로 건강을 좌우하는 갈림길이 될 수도 있는 것이다. 재검사를 받은 후에 이상이 없다고 판단되는 경우도 있으며, 질병이 조기에 발견되어 치료의 길이 열리는 경우도 있으므로 일단은 검사를 받아보자. 매년 정기검진을 받은 경우, 설사 이상이 발견되더라도 조기에 해당되므로 치유할 수 있는 확률은 매우 높아진다. 조기발견의 기회가 눈앞에 있는데 꾸물거리다 보면 점차 진행되어 생명에 지장이 생길 수도 있다. 따라서 한시라도 빨리 재검사를 받는 것이 중요하다.

그럼 재검사, 정밀검사란 어떤 것일까? 일반검진은 엉성한 크기의 채로 걸러내는 검사라고 할 수 있다. 즉, 확실히 이상이 있는 사람을 걸러내는 것이 아니라, 의심이 가는 사람들까지 모두 분류해내는 것이다. 이렇게 해서 걸러진 사람들은 보다 정밀하게 검진하여 실제 질병 유무를 알아내는 것이 정밀검사이다. 만일을 위해 한 번 더 검사를 받는다는 의미도 포함되어 있으므로 재검사가 필요하다는 말을 듣더라도 지나치게 걱정하지는 말자.

정기검진결과를 200% 활용하는 방법

매년 검진을 받고 있다면 검사 후 받게 되는 검사결과용지를 보관해두도록 하자. 이것은 귀중한 기록이다. 만일 몸 상태가 나빠져서 의료기관을 찾게 될 때도 지참한다. 이 자료를 바탕으로 검사 범위를 좁혀 나갈 수 있으므로 보다 빨리, 확실하게 원인을 규명할 수 있을 것이다.

검사결과는 어디까지 검사를 받았던 시점에서의 핀포인트 결과에 지나지 않지만, 이러한 핀포인트 결과가 몇 년에 걸쳐 누적되면 '이러한 부분에 주의하자.' 거나 '이렇게 생활했더니 무슨 수치가 좋아졌다.' 는 식으로 생활개선을 위한 효과적인 자료로 활용될 수 있다.

S씨(62세, 남성)는 정기검진을 활용하기 위해 검진결과를 자기 나름대로 정리하고 있다. 그의 방법은 시판되는 그래프용지를 사와서 각각의 검사항목마다 꺾은선그래프를 만드는 것이다. 이 그래프용지가 지금까지 몇십 장이나 되는데 기준치 범위에 빨간 선을 그려두면 자신의 수치가 합격인지 아닌지 한 눈에 알 수 있기 때문에 무

척 유용하다고 한다.

S씨처럼 꼼꼼하게는 못하더라도, 검사결과는 점이 아닌 선으로 생각하는 습관을 들여야 한다. 이를 위해서는 매년 같은 병원에서 검진을 받는 편이 좋다. 검사는 전문검사기관에서 시약이나 기구를 사용하여 측정되는 것이지만 시약이나 기기가 다르면 미묘하게 오차가 생길 수 있기 때문이다. 즉, 같은 혈액검사라도 A사와 B사의 수치가 다를 수 있는 것이다. 사소한 수치 변화로도 일희일비하는 것이 사람이다. 매년 같은 시약, 같은 기기를 사용하여 측정하면 건강상태를 정확하게 판단할 수 있을 것이다.

검진 후에는 검진기관의 생활지도를 바탕으로 하여, 가능한 것부터 생활습관을 개선해나가도록 하자. 가벼운 정도의 고혈압이나 고지혈증, 경계범위에 있는 당뇨병(당뇨병 예비군) 등이 있는 사람은 식사나 운동에 주의하면 약을 먹지 않고도 건강을 유지할 수 있을 것이다.

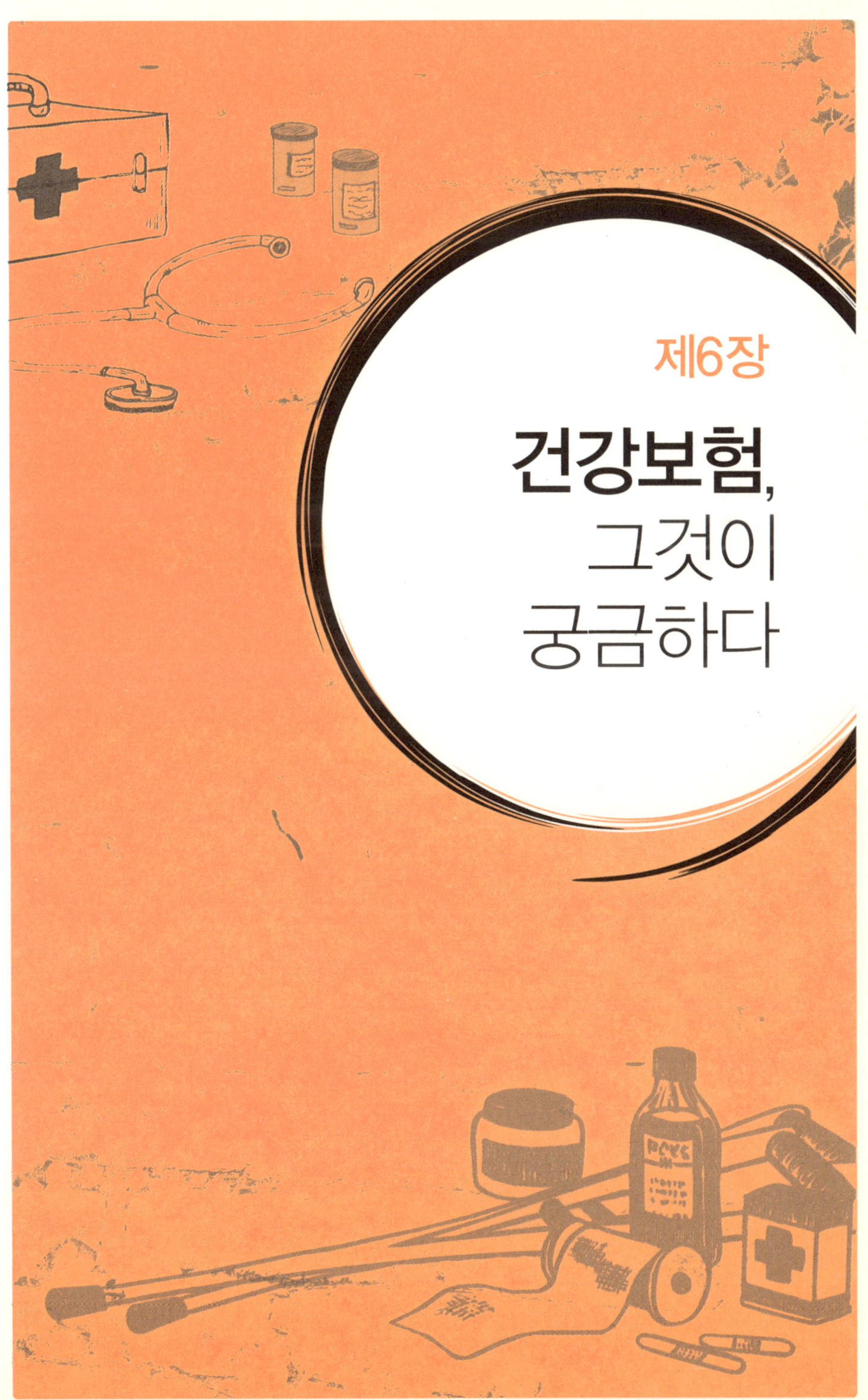
제6장
건강보험,
그것이
궁금하다

건강보험이 적용되지 않는 항목

건강보험은 국민의 질병과 부상에 대한 예방, 진단, 치료, 재활과 출산, 사망 및 건강증진을 위해 국민보건을 향상시키고 사회보장을 증진하기 위해 만들어진 제도이다. 근로계약이 1개월 미만의 일용직 근로자를 제외한 모든 근로자는 직장가입자이며, 직장가입자와 그들의 피부양인을 제외한 나머지 사람들은 모두 지역가입자가 된다.

보험급여에는 요양기관으로부터 제공받는 의료서비스 일체를 의미하는 현물급여와 공단에서 현금으로 지급되는 현금급여가 있다. 건강보험공단에서 제공하는 정기검진이 현물급여에 포함되며, 이외에 만성신부전증 환자의 복막관류액 구입비 등의 요양비, 출산비, 장애인보장구급여, 장제비 등은 모두 현금급여 대상이다. 그렇다면 건강보험의 혜택을 받지 못하는 비급여 대상은 무엇인지에 관해 알아보자.

✚ 일상생활에 지장이 없는 경우의 치료

단순한 피로나 권태를 비롯, 발기부전 등의 비뇨생식기질환, 포경수술 등이 포함된다. 이외에 주근깨, 다모증이나 무모증, 백모증, 딸기코나 점, 사마귀, 여드름, 노화로 인한 탈모 등을 치료받는 경우에도 대상이 되지 못한다.

✚ 미용 목적의 치료

쌍꺼풀수술, 지방흡입수술, 코성형수술 같은 미용성형수술에는 건강보험이 적용되지 않는다. 또한 라식이나 라섹 등의 시력교정술도 적용대상이 아니다.

✚ 예방을 위한 진료

본인이 희망하여 받게 되는 정밀검진이나 예방접종, 치아교정이나 보철을 위한 치석제거, 구취제거, 멀미나 금연을 위한 진료, 유전성 질환처럼 태아의 이상 유무를 진단하기 위한 세포유전학적 검사 등 직접적인 치료목적이 아닌 예방진료의 경우 대상이 되지 못한다.

이외 한방요법이나 한방생약제제, 추나요법 등도 보험대상에서 제외되어 있다.

업무 중의 사고도
보험적용을 받을 수 있을까?

출퇴근 도중 역 계단에서 떨어져 골절을 입은 경우 건강보험을 적용받을 수 있을까? 싸움으로 상처를 입은 경우나 보험금을 체납했을 때는 어떻게 될까? 일상생활 속에서 생길 수 있는 다양한 사건 사고와 관련해 궁금한 항목들을 살펴보자.

✚ 업무 중 또는 출퇴근 중의 질병이나 상처

출퇴근 중에 상처를 입은 경우 적용되는 것은 건강보험이 아닌 산재보험이다. 또한 업무의 영향으로 질병에 걸린 경우, 이것이 명확하게 업무에 의한 것으로 판단된다면 산재보험의 대상이 된다. 산재 인정을 받으면 이중급여를 방지하기 위하여 건강보험의 급여는 제한을 받게 된다.

✚ 범죄나 싸움, 음주 등으로 인한 질병이나 상처

고의성이 있는 범죄나 사고, 싸움, 음주, 마약중독으로 인한 사고에 대해서는 건강보험으로부터 보험급부가 일부 제한되거나 전혀 되지 않는 경우가 있다. 만취로 인해 계단에서 구른 경우 또는 싸움을 하여 큰 상처를 입은 경우에도 전액 자기부담이 되는 경우가 많다.

✚ 지역가입자가 보험료를 3개월 이상 체납한 경우

직장가입자는 자동적으로 건강보험료를 납입하게 되지만, 지역가
입자의 경우 연체하는 일이 종종 생긴다. 그러나 3개월 이상 체납
하면 완납할 때까지 보험혜택을 받을 수 없으므로 주의한다.

의료비가 공제되는 것은 어떤 경우인가?

연말에 종합소득공제를 신청할 때 특별공제의 항목으로 본인이나 피부양자를 위해 사용한 의료비 항목에 관하여 공제신청을 하면 일정한 금액을 근로소득금액에서 공제받을 수 있다. 공제한도는 총 500만 원으로, 의료비총액에서 총급여액×3%를 제외한 금액이 의료비공제액에 해당된다. 즉, 과세대상급여 중 3%를 초과한 금액 가운데 500만 원을 한도로 공제하는 것이다. 소득공제의 범위는 전년 12월부터 당해 11월까지의 지출액에 한한다.

공제 대상이 되는 주요 의료비 항목은 다음과 같다.

① 의사나 치과의사에 의한 진료 또는 치료를 받기 위해 지출한 비용

② 치열교정비(외모개선 목적이 아니라는 진단서를 첨부해야 한다)

③ 임신 중 초음파와 양수검사비, 분만비용

④ 불임으로 인한 인공수정검사비와 시술비

⑤ 선천성구순열(언청이)수술과 레이저각막절삭술(라식)수술

⑥ 진료 및 질병예방 목적의 MRI촬영비와 예방접종비, 식대, 응급 환자 이송비, 포경수술비

⑦ 질환(천연두, 마마 등)으로 인한 성형수술비

⑧ 제왕절개수술 시 맞은 진통제처럼 건강보험이 되지 않는 의료비

⑨ 진료기간 초과로 인하여 추가로 부담한 진료비

⑩ 의약품 구입비

⑪ 휠체어나 점자판, 의수족 등 장애인의 보장구 구입비

⑫ 시력보정용 안경, 콘텍트렌즈 구입비(연 50만원 이내)

⑬ 보청기 구입비

⑭ 한의원에서의 보약 구입비

⑮ 그 외 남성성기확대수술, 여성질성형수술, 지방흡입수술, 보톡스시술, 치아미백, 교정임플란트, 모발이식비 등

그러나 건강보조식품은 의약품이 아닌 식품에 해당되어 공제대상이 되지 않는다. 최근에는 국세청 연말정산 간소화 서비스가 제공되고 있어 의료비 부담내역을 따로 준비할 필요가 없어졌다. 그러나 보청기나 장애인 보장구, 안경이나 콘텍트렌즈의 경우 인터넷 조회가 안 되므로 영수증을 따로 챙겨야 한다. 만약 국세청 홈페이지에서 조회한 의료비에 누락이 있을 시에도 의료비 영수증을 따로 제출한다.

암에 걸려도 의료보험을 받을 수 있다

2005년부터는 암 치료 비용들도 건강보험의 혜택을 받을 수 있게 되었다. 현재 항암제는 9회분까지, 보험이 적용되는 진료비의 경우 법정 본인부담률의 10%를 부담하게 되어 있다. 진료비를 경감받기 위해서는 확정진단을 받은 후 환자 또는 보호자가 신청을 통해 국민건강보험공단에 암 환자 등록을 하면 등록신청일로부터 입원 또는 외래(약국 포함)에서 암 치료 시 요양급여비용의 10%만 본인이 부담하면 된다(미등록 환자는 20%를 본인이 부담해야 한다). 이를 위해서는 병원에 비치된 '건강보험 중증진료 등록신청서'를 작성해야 한다. 그리고 의사의 확인을 받은 후 가까운 국민건강보험공단 지사에 제출하면 등록이 된다. 병원에서 신청을 대행해주는 경우도 있으므로, 등록신청이 여의치 않은 경우에는 원무과 등에 문의해보자.

암 등록카드는 신청서에 기재한 주소지로 배달되어 온다. 애초부터 정확한 주소를 기재하도록 주의하자. 또한 의사가 신청서를 발급해준 날로부터 7일 이내(공휴일 제외)에 공단에 신청해야만 신청서

발급일로부터 경감 혜택을 적용받을 수 있다. 그 이후에 등록하면 등록증을 발급받은 날부터 적용을 받게 된다. 보험적용기간은 5년이다.

한편 암 진단을 위한 MRI촬영도 보험급여 혜택을 받을 수 있다. 뇌종양, 두경부암, 연조직육종 및 골육종, 척추암, 생식기관암 등의 원발성암이나 전이성암 검사가 이에 해당된다. 또한 간암, 췌장암, 직장암, 폐암, 위암, 유방암 등의 암 진단 후 담당의가 2차적으로 MRI 촬영이 필요하다고 판단한 경우에도 보험이 적용된다.

내시경검사 | 내시경을 장기에 삽입하여 내부 모습을 사진이나 영상으로 나타내는 검사법. 병변을 절제하기 위해 사용되는 경우도 있으며 조기 위암, 대장폴립 등에 적용된다.

리빙윌(living will) | 생진유언을 말한다. 연명치료를 하지 않고 존엄사를 희망하는 경우, 생전에 서류로 남기는 것이다.

바이탈사인 | 호흡, 맥박, 체온, 혈압 등 인간의 생명 징후를 말한다.

부정추소 | 현실적으로 장애가 없는데도 불구하고 몸의 일정 부분에 불특정 고통이나 장애가 생기는 증상. 갱년기장애에서 자주 나타난다.

심전도 | 심장수축으로 인해 발생하는 미약한 전기를 파형 그래프로 기록한 것이다. 심근이상, 부정맥, 심장비대 등을 알 수 있다. 일정한 운동부하를 걸면서 측정하는 부하심전도, 작은 기록계를 몸에 붙여서 24시간에 걸쳐 측정하는 홀터 심전도 등도 있다.

약물 알레르기 | 약제를 사용할 때, 일반적으로는 생기지 않는 과민반응을 말한다.

욕창 | 피부가 병상에 닿아 짓물러서 생기는 피부상처. 같은 자세로 장기간 누워 있으면 생기기 쉽다. 같은 부분이 계속 압박을 받으면 혈액순환장애가 생기기 쉬워져서 피부가 괴사하여 짓무르거나 궤양이 생긴다.

원내감염 | 병원 내에서 의료기구나 다른 환자, 가족, 의료종사자 등을 통해 감염되는 것을 말한다. 메타실린 내성 황색 포도구균(MRSA)이나 결핵 등에 감염되는 예가 많다.

의료과실 | 의료사고로 연결되는 실수. 투약 실수, 수술 실수, 검사 실수

등이 있다.

의료분업 | 의사는 진찰과 치료, 약을 처방하고 약사는 처방전에 근거하여 약을 조제하는 시스템이다.

재활훈련 | 상처, 질병, 장애 때문에 육체적·정신적인 활동이 원활하지 않은 사람이 의학치료나 직업훈련 등을 통해서 사회생활을 원만하게 할 수 있도록 하는 치료이다.

중심정맥영양 | 심장에 가까운 부분의 정맥에 가는 관(카테터)을 장착하여 고칼로리의 거의 완전한 영양소가 함유된 유액을 주입하는 방법이다. 입을 통해 먹을 수 없는 환자에게 행한다.

처방전 | 의사가 치료를 위해 필요하다고 판단한 약제의 이름, 용량, 용법, 복용 주의사항 등을 기록한 용지이다.

초음파검사 | 몸에 초음파를 대고, 반사되는 에코를 화상으로 표현하는 검사이다. 방사선에 노출될 염려가 없으므로 임신 중의 태아 관찰에도 안심하고 사용할 수 있다. 심장, 간, 췌장 등의 검사에 사용되는 경우가 많다. 초음파와 내시경을 함께 사용하는 초음파내시경검사로 소화관 내의 단층상을 얻을 수 있다.

터미널케어 | 치유 가능성이 없는 말기 환자의 의료행위. 연명 의료를 하지 않고 동통 완화를 중심으로 육체적·정신적 고통을 제거하는 것이 목적이다.

항생물질 | 병원성을 갖지 않는 미생물에서 추출한 성분으로 병원 미생물의 발육을 억제하는 작용을 가지고 있는 물질이다. 현재까지 약 3천 종이 발견되어 그 중 10%가 의약품으로 사용되고 있다. 페니실린이 유명하다.

항암제 | 수술로 제거되지 않은 암세포의 증식을 막기 위해 단독 또는 복수로 투여하는 약제를 말한다. 대사 길항제, 알킬화제, 호르몬제, 항생물질, 면역억제제 등이 있다.

화상진단 | X선, CT, MRI, PET(양전자방출 단층촬영술) 등의 방법으로
화상을 얻어 진단하는 방법이다.

ASL(activity of daily life) | 일상생활 수행능력으로서 사람이 독립하여
생활하기 위해 필요한 5가지 기본동작을 말한다. 음식물의 섭취, 배설, 의
복의 착용, 입욕(목욕), 옥외보행 등이 해당된다.

CT검사(computed tomography) | 방사선을 조사하여 얻은 화상을 컴
퓨터로 표시하는 시스템으로서 컴퓨터 단층촬영법이라고 한다.

EBM(evidence based medicine) | 과학적인 근거를 바탕으로 이루어
지는 의료를 말한다.

ICU(intensive care unit) | 전신관리를 하여 호흡, 순환, 대사 등 심각한
급성기능부전의 회복을 위해 환자를 수용하는 시설로서 집중치료실이라
고 한다. CCU는 급성심장질환, NICU는 신생아, PICU는 모체와 태아에
대한 집중치료실을 뜻한다.

MRI(magnetic resonance imaging) | 자기를 사용하여 인체 내부를 입
체적으로 촬영하는 방법이다. 방사선을 사용하지 않고 안전하게 뇌나 뼈
의 내부 등을 관찰할 수 있다.

MRSA(methicillin-resistant staphylococcus aureus) | 메티실린 내
성 황색포도구균. 항생물질이 잘 듣지 않으므로 면역이 저하된 사람이 감
염하면 폐렴이나 장염을 일으킬 위험이 있다.

OT(occupational therapist) | 작업요법사. 정신질환이나 뇌졸중후유증
등 정신·신체적 장애를 가진 환자가 일상적인 생활을 할 수 있도록 기능
개발, 회복, 유지를 촉진시키는 재활을 말한다.

PT(physical therapist) | 물리치료사. 운동요법이나 마사지 등으로 기능
회복을 위한 훈련을 하는 전문가이다.

QOL(quality of life) | 삶의 질, 생활의 질 또는 생명의 질을 말한다. 예컨대 유방암에서 유방온존요법처럼 단순한 치료나 연명이 아닌 환자 생활의 질을 높이는 것을 중시하는 개념으로 받아들여지고 있다.

ST(speech therapist) | 언어치료사. 뇌졸중 후의 실어증, 언어발달지체 아동 등에게 커뮤니케이션 능력 발달 · 회복을 위해 지도 훈련을 한다.

병에 걸린 후 꼭 필요한 88가지 어드바이스

1판 1쇄 | 2008년 3월 31일
저   자 | 모리모토 미사코
역   자 | 신 정 현
발행인 | 김 인 태
발행처 | 삼호미디어
등   록 | 1993년 10월 12일 제21-494호
주   소 | 서울특별시 서초구 반포1동 718-8 ㉾137-809
           www.samhomedia.com
전   화 | (02)544-9456(영업부) / (02)544-9457(편집기획부)
팩   스 | (02)512-3593
정   가 | 10,000원

ISBN 978-89-7849-361-1 03510

이 도서의 국립중앙도서관 출판시도서목록(CIP)은 e-CIP 홈페이지(http://www.nl.go.kr/cip.php)에서
이용하실 수 있습니다.(CIP제어번호 : CIP2008000857)